わたしの
マクロビオティックな暮らし

めぐろ みよ

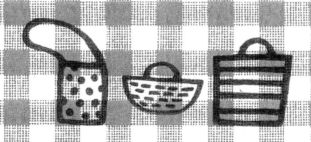

大和書房

はじめに

　私がマクロビオティックを初めて知ったのが、10数年前。

　たまたま知ることになり、たまたま始めたマクロビオティックですが、自分自身の体のあちこち、具体的には、肌のツヤが良くなり、健康的にダイエットでき、血行が良くなり……と、どんどん良い方へと変化していくのが実感できたのでした。

　食生活をはじめとする、そんな「マクロビオティックな暮らし」は、私のライフスタイルの一部として自然に溶け込み、違和感を感じなかったのです。その気持ちは、10数年経った今も変わることなく続いています。

　とはいえ、実際の私の食生活はというと、まずは玄米菜食を中心に、質の良い水、食材、調味料（みそ・しょうゆ・塩）を選ぶ。この3つを基本に、あとはケーキやお団子も大好きです（笑）。

　要はバランスで、本書の理論編の中でも触れていますが、食べ物の陰陽調和を考えればOKと考えています。本来、食事は楽しむものなので、我慢してストレスになるくらいなら、肉や卵、乳製品など動物性食品を摂っても構わないと私は思っています。

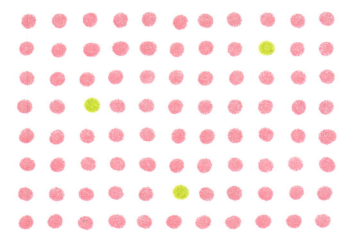

マクロビオティックの実践の基本は、毎日の食生活ということになりますが本来窮屈なものではなく、実はとってもシンプルなんです。もし、これからマクロビオティックを始めたいなら、まずは、私が基本にしているこの３つから始めてみてはいかがでしょうか。これだけでも十分、マクロビオティックの実践につながっていると思いますよ。無理しなくても、ちゃんと体は変わっていくと思います。

　さて今回、このような形で一冊の本にまとめさせていただきましたが、大きく理論編と実践編に分け、手当て法なども加えました。初めてマクロビオティックを始められる方でも、わかりやすく読んでいただけるように、イラストでもご説明しています。

　また、コラムページとして、私の暮らしの中の出来事を綴った日々のことや、大好きな手作りもご紹介しています。

　所々で一休みしながら、是非、絵本感覚でご覧いただけると嬉しいです。今よりも少しでいいから、体調管理を上手くできるよう、理解できるよう、活用していただければと思います。

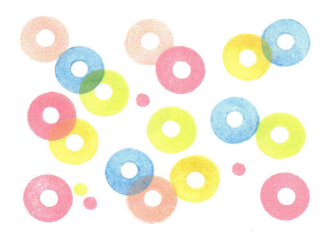

わたしのマクロビオティックな暮らし 目次

はじめに　2

1　リロンヘン

マクロビオティックとは？………8
私がマクロビオティックを始めたきっかけ………10
食は基本………12
マクロビオティックの三大原則………13
①身土不二………14
旬の野菜カレンダー………15
②一物全体………16
白米と玄米の違い………17
③陰陽調和………18
人に見る陰陽の性質………19
モノに見る陰陽の性質………20
食べ物の陰陽遊び（どっちが陰？　どっちが陽？）………21
森羅万象に見る陰陽の性質………22
食べ物に見る陰陽表………24
日本の伝統食を見直そう………28
人の歯の種類と構成………29
噛むことの大切さ………30
腹八分目………31
食品の選び方………34
調味料について………36
動物性食品・乳製品・精製糖について………42
大きな便りと小さな便り………44
今日のウンセイをチェック………45
肉・砂糖・牛乳の影響を中和・解毒する食物………46
まとめ　マクロビオティックの基本原則………47

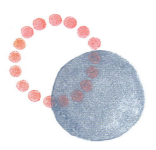

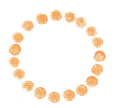

2　ジッセンヘン

基本の切り方………52
陰陽の切り方………54
基本の切り方で作る基本食・きんぴらごぼう………56
野菜の洗い方………58
マクロビオティックの調理法………60
基本食を作ってみよう　玄米を炊く………64
鍋の種類（圧力鍋・土鍋・電気釜）………66
下ごしらえ（玄米を洗う）………67
圧力鍋で炊いたご飯………68
土鍋で炊いたご飯………70
みそ汁を作る………74
季節に合わせて作るみそ汁………76
基本のみそ汁の作り方………78
ごま塩を作る………82

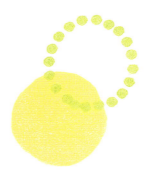

雑穀いろいろ・豆いろいろ………84
雑穀の洗い方・豆の洗い方………85
乾物の戻し方………88
加工品の下処理………89
乾物を使った基本のおかず 1　ひじきれんこん………90
乾物を使った基本のおかず 2　にんじんと高野豆腐の煮付け………92
乾物を使った基本のおかず 3　切り干し大根の煮付け………94

3　テアテホウ

しょうが湿布………100
豆腐パスター………101
れんこん湯………102
里芋パスター………103
体を整えるのに有効な飲み物………104

4　ホームメイド ニ チョウセン！

梅酒の作り方………110
こんぶとしいたけの佃煮の作り方………111
甘酒………112

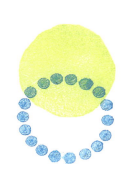

5　ハンドメイド ノ デイリーケア

みつろうしっとりリップ・みつろうハンドクリーム………118
蚊よけキャンドル・蚊よけスプレー………119
アルコールスプレー………120
みかんの入浴剤………121

食材リスト………124　　　参考文献………127

● 四季を感じながら暮らす
私のマクロビオティック的な日々のこと

① 七草粥　26
② 自家製みそ作り　32
③ 春の訪れ　40
④ お花見　48
⑤ ピクニック日和　62
⑥ 雨の日　72
⑦ 七夕　80
⑧ 夕涼み　86
⑨ 十五夜(中秋の名月)　96
⑩ 色づく秋　106
⑪ 落ち葉拾い　114
⑫ 雪が好き　122

● ちょこっと手づくりブレイク

① ぐるぐる鍋敷き　27
② ちくちくぐし縫いコースター　33
③ 木の実やコルクのキーホルダー　41
④ キッチンクロスで作るお弁当袋　49
⑤ ハンカチで作る箸入れ　63
⑥ 竹炭の脱臭袋　73
⑦ バンダナで作るエコバッグ　81
⑧ 首から下げる小物入れ　87
⑨ ざっくり編みのなべつかみ　97
⑩ 消しゴムスタンプ　107
⑪ しましまのアームカバー　115
⑫ 手ぬぐいで作る浴剤入れ　123

※この本で使用している計量単位は、小=小さじ1＝5cc、大=大さじ1＝15cc、1C＝1カップ＝200ccです。
　分量に「適量」とある場合は、お好みで量を加減してください。
※水は浄水、塩は自然塩、味噌、醤油などの調味料は伝統製法で作られたもの、油は圧搾法による、ごま油となたね油を使用しています。
※玄米や野菜などの食材は、無農薬栽培、または有機栽培のものを使用しています。実際に料理する場合、北は北海道、南は沖縄まで、また日本国外においても、その土地で採れた旬の食材を使用することをお薦めします。また、食材は季節や産地、品種、またはメーカーや保存法によっても差が出ますので、調味料や水の分量は、レシピの表記を目安に調整するようにしてください。
※この本で紹介している飲み物の効用、手当て法の効果には、個人差があります。

リロンヘン

マクロビオティックの3大原則である「身土不二」「一物全体」「陰陽調和」を
はじめとして、他のいくつかの基本原則をイラストを交えてまとめてみました。

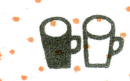

マクロビオティックとは？

macro bio tique
（ 大きな 長い ●生命 生活● 技術 方法 ）

マクロ　　ビオ　　ティック

「マクロビオティック」、この言葉は三つの部分からできています。直訳すると「長く思いっきり生きるための理論と方法」ということになります。私たちが暮らしている自然界にはある法則があります。それは私たちが勝手に操作できるものではなく、自然界に生きるあらゆる生物（人間、動物、植物）もこの法則に則って生きていくものだということです。この法則に従った生活法こそが結果的には「肉体」だけでなく、「心の健康」をももたらしてくれるんですよ、ということ。この生活法こそが「マクロビオティック」です。現在マクロビオティックというと、食事法の側面ばかりが強調されていますが、森羅万象を対象とした考え方、物の見方であって、その一部に食事法があると考えてください。

マクロビオティックの成り立ち

最近では、すっかり認知度も高くなった「マクロビオティック」ですが、実は新しいものではなく戦前からの長い歴史があります。ちょっと意外ですよね。生みの親は「桜沢如一」という思想家で、海外では「ジョージ・オーサワ」としても知られています。品質で安全、機能で安心な食品を販売している「オーサワジャパン」も、実はここから来ています。桜沢先生はもともと病弱でしたが、軍医、医師、薬剤師であった、玄米、食養の元祖ともいえる「石塚左玄」の食養理論によって、体質改善に成功しました。その後、桜沢先生は健康と食の関係について研究を深め、海外や日本で石塚左玄の理論を発展させた独自の食事法につとめます。これが、中国易の陰陽の考え方を取り入れ、玄米と野菜を中心とするマクロビオティックの始まりです。1966年、72歳で生涯を閉じましたが、その遺志は彼が創設した「日本CI協会」が今も受け継いで、桜沢先生の著作の出版活動や、桜沢夫人里真先生が開校した「リマ・クッキングスクール」の運営などを通じて、マクロビオティックの普及活動に努めています。また、桜沢先生の直弟子である諸先生方によって継承され、本家本元の日本CI協会を中心に、各地でも幅広く展開されています。

石塚左玄 （1851～1909）

食養会

玄米・食養の元祖
日本の伝統的食事に立脚した独自の食事法を考案

食養会メンバー

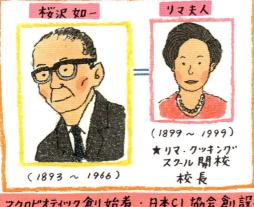

桜沢如一 （1893～1966）
リマ夫人 （1899～1999）
★リマ・クッキングスクール開校 校長

TOKYO
日本CI協会
（1957年 設立）
桜沢如一が創設
彼の遺志を受け継ぎ普及活動をしている団体

★マクロビオティック創始者・日本CI協会創設者

AMERICA / TOKYO
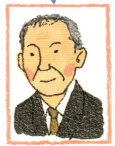
久司道夫 （1926～2014）
「クシ・インスティテュート」
「クシ・マクロビオティックアカデミー」

TOKYO
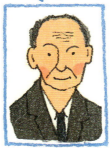
大森英桜 （1919～2005）
「宇宙法則研究会」

OSAKA
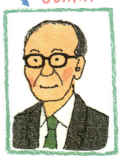
岡田周三 （1905～1983）
「正食協会」

私がマクロビオティックを始めたきっかけ

　私がマクロビオティックを始めたきっかけをお話しさせていただこうと思います。最初のきっかけは2003年、今から十数年も前のことになりますが、千葉にある断食道場で、10日間の断食合宿を体験したことが、マクロビオティックを知るきっかけとなりました。

　いきなり断食なんていうと、たいてい「どこか体が悪かったの？」と聞かれたりするのですが、動機はいたって単純でした。当時、同じ稽古場で一緒にレッスンを受けていたバレエ仲間が、断食をしたことで見違えるほど痩せてキレイになったので、人一倍好奇心旺盛な私は、自分でも体験してみたかった、というのが理由なのです。

　実は合宿に行くまで、そこの道場がマクロビオティックの理論に基づいて実践されていることも知らず、ましてマクロビオティックについても全く知らない私でした。自然食っていう意味なのかな……くらいで。

　それまでは、一応「オーガニック」とか「無農薬」という言葉には関心はあるものの、実際には何を基準に選べばいいのか分からず、テレビや雑誌の情報に振り回されて軸がイマイチで、矛盾だらけの食生活でした。まして食事によって病気になったり、心まで変わったりするなんて思いもよらないことでした。体が悪ければ医者に任せて、薬や注射に頼ればいいと思っていました。

　合宿中は、毎朝2時間ほど勉強会があり「人間（自分の体）は自分が食べたものでできているんだよ」という話から始まり、後でお話しする、マクロビオティックの三大原則「身土不二」「一物全体」「陰陽調和」や、宇宙の秩序をはじめ、食物の大切さ、人は食べ物で生かされている……などを、理解しやすく説明していただきました。

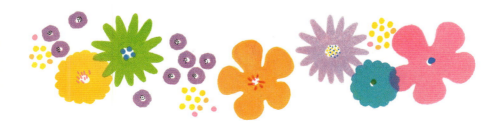

当時、私はバレエのレッスン中に軽い捻挫をし足首を傷めていて、ずっと接骨院に通っていたのですが、そのことを相談すると「捻挫だったら里芋パスターをしてみたら?」と言われました。合宿中ずっと里芋パスターをしていたら、痛みが取れたことを覚えています。
　「里芋パスター」とは、マクロビオティックの手当て法の一つで、一言で言えば里芋を使った湿布のことです。薬を使わず痛みをやわらげたり、回復させるなんて!　そんなことにもビックリでした。でも、昔の人は、そうやっていろんな知恵を働かせて、身近なもので手当てをしていたんですよね。
　それまでの生活習慣、食生活を振り返ってみると、考えさせられることばかりで、合宿中はまさに毎日「目からウロコ!」状態でした。東京に戻るとそれまで摂っていた多くのもの……陰性の野菜、砂糖、果物、お菓子などをやめました。幸い、肉は以前からほとんど摂らなかったので、マクロビオティックを始めるのにそれほど苦痛を感じませんでした。
　何より断食したことで、ドンドン調子が良くなっていく、体中の毒素が抜けていく、血がキレイになっていくのを日に日に実感したので、私にとって今までのどんな情報よりも説得力があったのです。
　結局、最初は10日間の予定だった断食を、1ヶ月まで延ばすことにしました。もっと自分の体が変わっていくのを実感したかったからです。
　道場の1階には売店コーナーがあり、オーサワジャパンの商品をはじめ、リマ・クッキングスクールで現在も講師をしていらっしゃる先生方の書籍も置いてあり、帰りはいろんな食材や本、陰陽表を買って、東京に戻りました。家に帰ると、早速キッチンの片付けを始め、今まで使っていた食材や調味料をすべて捨てて、冷蔵庫やシンクの中はたちまち殺風景に!　私にとっての大革命!でした。

食は基本

「健康を作っているのは、日々の食べ物です。食べ物は人を殺しもすれば、生かしもします。この食べ物を正しく選び、正しく食べることが私共の健康をつくるもとになります。」

これは、「マクロビオティック」の創始者、桜沢如一先生の奥様であり、マクロビオティックの料理教室「リマ・クッキングスクール」の校長でもあった里真夫人の言葉です。

マクロビオティック実践の基本は、まず「食」です。

玄米菜食を中心とし、野菜は原則として、その土地・その季節に採れるものを食べるようにしますが、イメージとしては、伝統的な日本人の食事です。日本人が長年食べてきた日常食といえば、やはりご飯にみそ汁、煮炊きした野菜ですよね。調味料は、みそ、しょうゆ、自然塩が基本でした。これをよく噛んで食べすぎないことが健康の秘訣です。

昔の人なら、ごく当たり前のことばかりなんですけど、日本にいても世界各国の料理が楽しめるようになった現代人の食生活には、ちょっと難しいのが現実かもしれません。でも、「自分の身体の土台・基礎をしっかりさせるには、やっぱり日本の伝統食を基本にするべき……」という、マクロビオティックの理念には私も同感です。

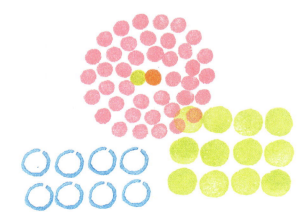

マクロビオティックの三大原則

❶ 身土不二
（しんどふじ）

❷ 一物全体
（いちぶつぜんたい）

❸ 陰陽調和
（いんようちょうわ）

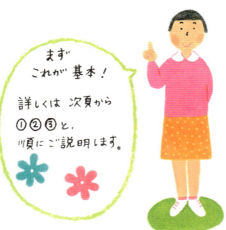

まずこれが基本！
詳しくは次頁から❶❷❸と、順にご説明します。

❶ 身土不二

字の通り、身体（身）と環境（土）はバラバラではありませんよ。という意味です。

　その土地で採れたもの、その季節に自然に採れるものを中心に食べていれば、身体も心も自然とバランスが取れてきますよ……と言っています。

　例えば、アラスカなどの寒いところの人は、身体を温める食べ物が中心で、肉を食べますが、バナナやパイナップルなどを食べたら、たちまち身体のバランスを崩してしまいます。逆に、熱帯の人は、身体を冷やす食べ物が中心ですが、果物などを食べて、バランスを整えているんですよね。私たち日本人が、熱帯で採れたフルーツばっかり食べていたら、当然、身体のバランスを崩してしまいます。

　野菜は、その季節に採れたものが最も味がよく、栄養価も多く含まれています。旬の野菜を食べることで、自然と調和のとれた身体を作ることができるのです。冬だったら身体を温める食べ物、夏だったら身体を冷やす食べ物、ということになります。

　では、日本における「身土不二」について、ちょっと考えてみましょう。まず日本は温帯で四季があります。季節によって身体が必要とするものが違います。でも、現代の日本では、一年中同じ物や、世界中の食べ物など、季節や環境を無視した食べ物をいつでも食べられるようになりました。これでは身体のバランスが崩れてしまいますよね。

　自然に沿った暮らし方をして、しっかりとした身体の土台を作ることが大切になります。

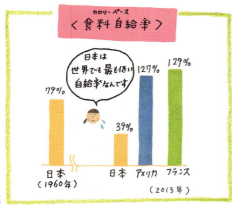

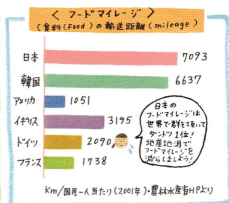

旬の野菜カレンダー

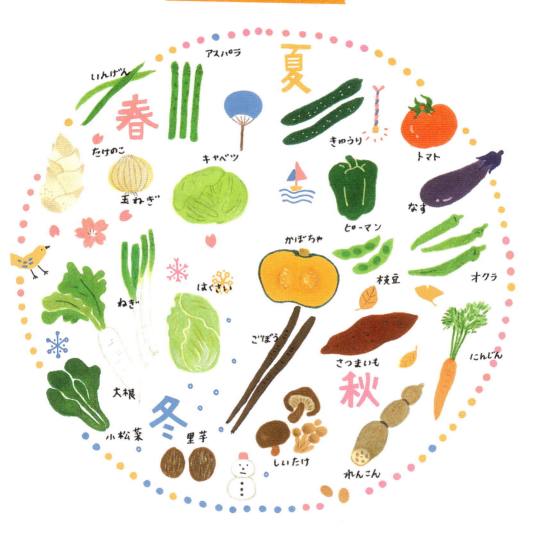

新鮮な旬の野菜は、みずみずしく栄養価も豊富。体に良いだけでなく、値段も安く経済的ですよね。とは言っても、スーパーに並ぶ野菜売り場では、夏野菜と冬野菜が一緒に並ぶなど季節感がなく、どれが旬の野菜かよくわからないなんてことも少なくありません。旬の野菜のご参考になればと思います。

❷ 一物全体

皮つき、根つきで一つの物を丸ごと食べましょう！という意味です。

　穀物でも、野菜でも、それぞれ一つにまとまって調和がとれ、形になっているので、できるだけ全体を摂ることで、生命に必要な調和がとれたエネルギーを得ましょう！　ということです。

　まず、穀物ですが、できるだけ精白しないこと。次のページで白米と玄米を比較して描いてみました。イラストで分かる通り、決定的な違いは「玄米は生きている！」ということ。玄米は糠（ぬか）や胚芽が残っているので、水に浸せば芽が出てくる、まさに生きたお米なのです。

　また、体に必要な栄養素を全部含んでいて、体に溜まった毒素を体の外へ出してくれる働きもあります。白米は玄米に比べて栄養分は4分の1に減ってしまいます。

　昔の人は、米へんに白と書いて粕と読みました。

　また、白米を食べ始めた頃の江戸は、他のところより病気が多く起こり「江戸わずらい」と呼ばれました。白米だけでは体に必要な栄養分がとれず、結局、肉、魚、砂糖など他のもので補おうとするので、バランスが取れず病気になってしまう、ということだったのでしょうね。

　次に、葉菜ですが、これも芯や根っこも工夫して食べます。根菜は、皮に一番栄養分が含まれているので、皮をむかないで調理します。葉付きなら葉っぱも捨てずに使います。実は、野菜の皮そのものや、皮に近い部分に食物繊維が多く含まれているのです。

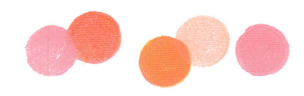

〈白米と玄米の違い〉

「玄米は白米に比べてカロリーは少ないけど含まれる栄養素は多いのです」

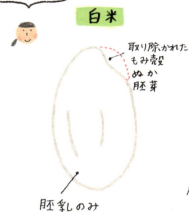

白米
- 取り除かれた もみ殻・ぬか・胚芽
- 胚乳のみ（中のデンプン質だけになったため、真っ白に！）

玄米
- 胚芽
- 玄米を水につけて発芽させたものが発芽玄米
- 除いているのは、もみ殻だけ 栄養たっぷり！
 （タンパク質、炭水化物、脂肪、食物繊維、ビタミンB群、E、ミネラル（鉄・リンなど））

〈もみ殻から白米までの流れ〉

「栄養分は 1/4 に！」

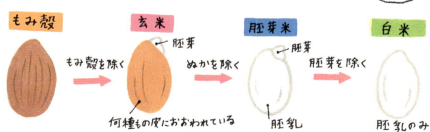

- **もみ殻**
- もみ殻を除く →
- **玄米** - 胚芽／何種もの皮におおわれている
- ぬかを除く →
- **胚芽米** - 胚芽／胚乳
- 胚芽を除く →
- **白米** - 胚乳のみ

❸ 陰陽調和

陰陽調和は中国の「易経」から来ていますが、分かりやすく説いた人は桜沢如一先生です。

　食べ物だけではなく、世の中全てのものは、反対のものが一つの対(つい)として存在しています。24ページ、25ページのイラストをご覧いただいても分かると思いますが、例えば、太陽と月、男と女、動物と植物、寒いと暑い、細長いと丸い、生と死、戦争と平和……など、限りなくありますよね。これらはお互いなくてはならないもので、片方があるからもう片方も存在するということです。

　マクロビオティックでは、このように宇宙に存在する数限りない一切のものごとを陰陽で見ていきます。陰陽のバランスが悪くなれば病気、陰陽のバランスが良くなれば健康につながりますので、心と体のバランスを整えるために、とっても大事であると考えています。

　こうして陰陽を用いた調理法、食べ方で、心身の健康のバランスを整えましょう！　というものです。

　ひとつ勘違いしてほしくないのは、一概に、例えば陰性が悪いとか、陽性が良いとか（また反対に、陽性が悪くて、陰性が良いとか）いうことではありません。陰性に偏らず、陽性に偏らず、常に中庸（陰性と陽性の中間）に近づくよう調和させることが大事なのです。

　こういった点からも、マクロビオティックは、カロリーや分析的な部分で分ける「栄養学」や「薬膳」、「ベジタリアン」などとは基本的に異なるとも言えます。

人に見る陰陽の性質

	陰	陽
行動	遅い	早い
考え方	迷いが多い	すぐ行動する
〃	気長	短気
〃	消極的	積極的
性格	恥ずかしがり	図太い
声	高い(ソプラノ)・小さい	低い(バリトン)・大きい
話し方	ゆっくり・穏やか	早口・攻撃的
涙	涙もろい	ドライ
痛み	感じやすい	感じにくい
血	止まりにくい	止まりやすい
睡眠	眠くなりやすい	眠らないでも平気
体温	低い	高い
尿の色	薄い	濃い
便の色	薄い	濃い
唇の色	薄い	濃い
まぶたの裏の色	薄いピンク	赤い
顔の色	青白い	赤黒い
顔の形	細長い	丸い・エラが張っている
目	大きい・丸い	小さい・細い
耳	広がっている	肌にぴったりとついている
背の高さ	高い	低い
体の肉づき	ふっくらしている	締まっている

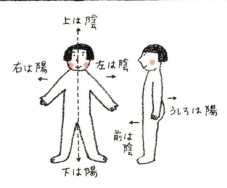

モノに見る陰陽の性質

陰	陽
カリウムが多い	ナトリウムが多い
遠心力が強い（拡散、膨張させる働き）	求心力が強い（収縮、圧縮させる働き）
分裂する（増える）	集合する
寒い、涼しい	暑い、暖かい
外へ向かう（外側ほど陰性）	中心に向かう（中心に近いほど陽性）
上へ伸びる（上へ行くほど陰性）	下へ伸びる（下へ行くほど陽性）
地上で縦に伸びる	地上で横に伸びる
地中で横に伸びる	地中で縦に伸びる
暑い暖かい土地、気候で採れる（陽性な環境では陰性のものがよく育つ）	寒い涼しい土地、気候で採れる（陰性な環境では陽性のものがよく育つ）
成長が早い	成長が遅い
水分が多い	水分が少ない
空洞になっている	密になっている
大きい	小さい
高い	低い
長い	短い
細長い	丸い
柔らかい	硬い
軽い	重い
色が薄い	色が濃い
冷たい	熱い
緩んでいる	締まっている
ブヨブヨしている	カチッとしている
粘りがある	さらさらしている
左	右
植物性	動物性
調理時間、熟成期間が短い	調理時間、熟成期間が長い

☯ 食べ物の陰陽遊び（どっちが陰？どっちが陽？）

		▽ 陰性	△ 陽性	採点
	A? B? 19頁や20頁の表をご参考に、考えてみてくださいね！			
1. 動き	A. 動物性　　B. 植物性			
2. 環境	B. 寒い地域でよく育つもの　A. 暑い地域でよく育つもの			
3. 上昇性 下降性	A. 地上で縦に伸びる野菜（葉菜）　B. 地中で縦に伸びる野菜（根菜）			
4. 形	A. 細長い　　B. 丸い			
5. 色	A. オレンジや黄　　B. 白や緑			
6. 大きさ	A. 大きい野菜　　B. 小さい野菜			
7. 堅さ(水分)	A. 水分が少ない　　B. 水分が多い			
8. 味	A. 辛い 甘みが強い 酸っぱい　　B. 苦い 塩からい			
9. 成分	A. 塩分が多い　　B. カリウムが多い			
10. 加工法 調理法	A. 日に干したもの 長時間熱を加えたもの 圧力をかけたもの　　B. 日に干していないもの 短時間で調理したもの 圧力をかけていないもの			
合　計（採点は答えが合っていたら1点加算）				/10点

★ 答えは、次頁をご覧ください

森羅万象に見る陰陽の性質

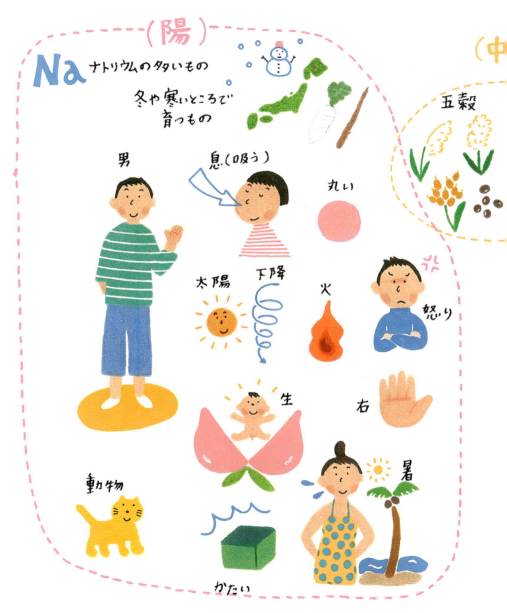

*21頁の答え（アルファベットは、陰陽の順で表わしています）
1 BA 2 BA 3 AB 4 AB 5 BA 6 AB 7 BA 8 AB 9 BA 10 BA

身の回りを見てみると、対となっているものがとても多いことに気づきます。例えば、男と女、太陽と月、動物と植物などなど。これは、あらゆる物事が「陰陽」という対となるエネルギーによって作られているということを示しています。この「陰陽のものさし」を持ってバランスを正して暮らすことで、健康に、幸せになりましょう、というのがマクロビオティックの考え方です。

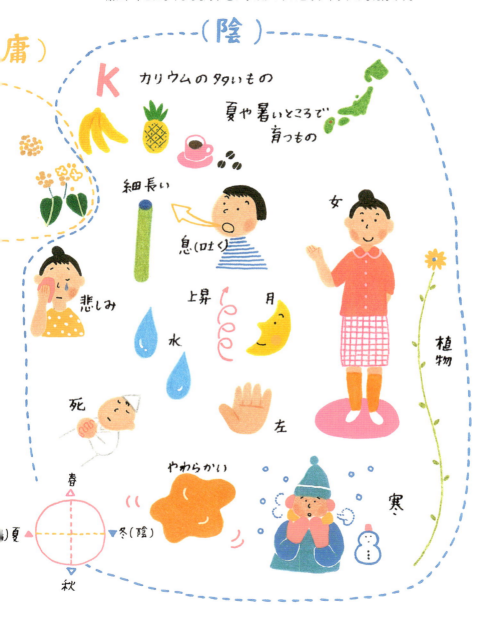

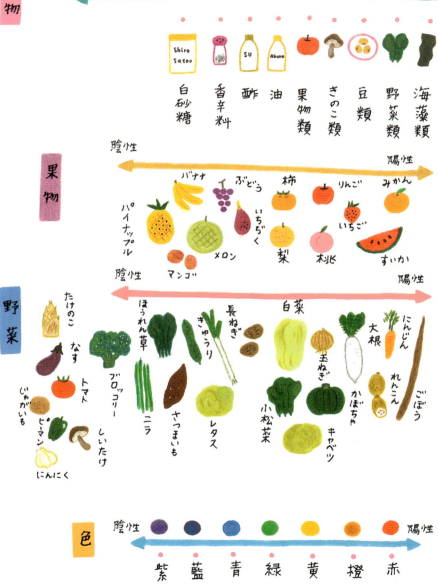

陽性 → 食物

穀物　しょうゆ　みそ　魚類　肉類　卵類　自然海塩　精製塩

陰性 ←→ 陽性　大豆及び小麦加工品

     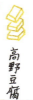 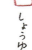 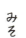

豆乳　ゆば　とうふ　納豆　おから　大豆グルテン　コーヒーがんもどき　きなこ　油揚げ　高野豆腐　セイタン　しょうゆ　みそ

陰性 ←→ 陽性　海藻

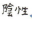

ふのり　のり　岩のり　わかめ　あらめ　昆布　ひじき

陰性 ←→ 陽性　飲み物

コーラ　アルコール　コーヒー　果汁100％　ハーブティー（乾燥）　煎茶・紅茶　水　よもぎ茶　番茶　ほうじ茶　三年番茶　タンポポコーヒー　梅しょう番茶　黒炒り玄米コーヒー

陰性 ←→ 陽性　味

えぐい　辛い　すっぱい　甘い（穀物の甘み）　塩辛い　苦い　渋い

四季を感じながら暮らす
私のマクロビオティック的な日々のこと ❶

七草粥

　正月の七日に食べる「七草粥」。春の大地の恵みに満ちた七種の野草を入れたお粥のことですが、その年一年の無病息災と、平和に暮らせるようにとの願いを込めて食べます。
　野草は、せり、なずな、ごぎょう、はこべら、ほとけのざ、すずな、すずしろの七種ですが、これら七草には、冬に不足しがちなビタミン類や、消化を促進し、免疫力を高めるなど、薬効成分もタップリと入っているのだそうです。
　私は普段から玄米をいただいているので、この日に食べるお粥も玄米です。細かく刻んだ七草の歯ごたえと、自然海塩で控えめに味付けしたお粥は、胃腸にもとっても優しい。
　冬の穏やかな日が差し込む、朝のキッチンテーブルで、この七草粥をいただくのが、我が家の定番になっています。

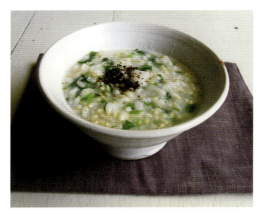

胃腸にも、とっても優しい七草粥。

ちょこっと手づくりブレイク ❶

ぐるぐる 鍋敷き

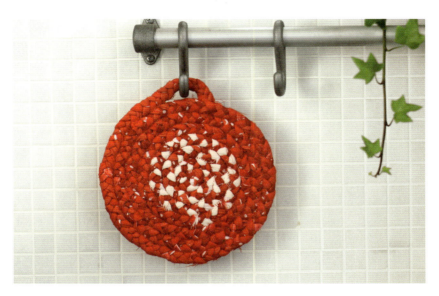

　いろんな端切れを利用して作った鍋敷きです。裂いた生地を三つ編みにして、ぐるぐると円形に縫い合わせていきました。中途半端に余ってしまった生地でも、私にとってはお気に入りの色だったり、柄だったりすることも多いので、なかなか捨てられないことが多いのです。が、かといってすぐに何かに使ってあげることもできないまま、長い間、引き出しの中に眠っていた端切れたちばかりです。
　色や柄の組み合わせを、あえて計算しないで無造作に編んでいった方が、意外と楽しい表情に仕上がるような気がします。
　やっぱりモノって、たとえ小さな端切れでも、大事にしまっておくより、どんどん使って役立ててあげなくっちゃと、改めて思いました。

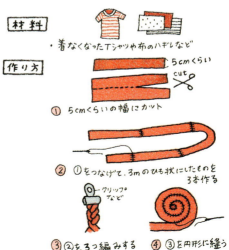

材料
・着なくなったTシャツや布のハギレなど

作り方
① 5cmくらいの幅にカット
② ①をつなげて、3mのひも状にしたものを3本作る
　クリップなど
③ ②を三つ編みする
④ ③を円形に縫う

日本の伝統食を見直そう

　人類が何をどれくらい食べてきたかを知るには、「歯の構成」から見ることが、大きな手がかりになります。肉食動物でも草食動物でも、動物は自ら食するものに適応した「歯の構成」をしています。

　人間なら右ページの図から見ても分かる通り「穀菜食動物」ということになります。生物学的に考えてみても穀物を主体とした食生活が一番合うように、歯の形、胃腸の働きなどが作られているのです。

　具体的には、人間の歯は全部で32本ありますが、そのうち、穀物をすりつぶす臼歯が全部で20本、野菜を切る切歯が全部で8本、肉や魚を食いちぎる犬歯が全部で4本。

　割合で見ると、

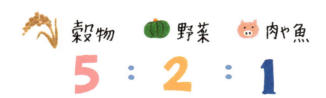

　これが人間にとって最もふさわしい自然な食生活の割合とも言えます。人間に犬歯が少ないのは動物食を摂る必要がないことを意味しています。言い換えれば、人はもともと穀物を主として成長してきた動物であるとも言えますよね。

　マクロビオティックの基本食として考えてみても、おかずを食べすぎず、食事の半分はご飯など穀物にすることは大切なポイントです。そして肉類は控えるようにする。

　「食は基本」のページでも書かせていただきましたが、イメージとしては伝統的な日本人の食事です。これをよく噛んで食べすぎないことです。

人の歯の種類と構成

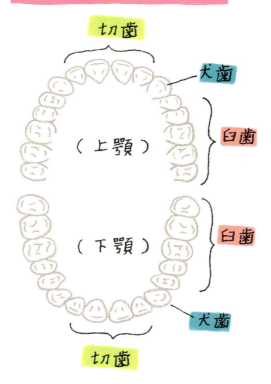

やっぱり穀物はいい！

- 歯の構成からも、人はもともと穀物を主として成長してきた動物。
- 栄養やミネラルバランスがいい。
- 陰陽で見て、ほぼ中庸である。
- 消化吸収において老廃物を残さないので、良質なエネルギー源となる。

歯の構成からみた平均的な食事の内訳

- 白歯（穀類）62.5%
- 切歯（野菜類）25%
- 犬歯（魚肉類）12.5%

噛むことの大切さ

　ここでは、よく噛むことの大切さについて触れてみたいと思います。実はすぐにできる効果的な健康法があります。それは「よく噛むこと」なんです。

　ひと口、30〜50回は噛んでみましょう！

　よく噛むことで「消化」「吸収」が高まります。唾液も多く出ますが、その唾液には癌を抑制する働きもあるのだそうです。

　またよく噛むことで、脳に刺激を与えられ、脳が活性化します。脳の血流が増えるので、記憶力、集中力、判断力がアップ。免疫力アップや抵抗力アップにもつながるのです。

  よく噛むと…

- 本来の味がよくわかる
- 大食しない
- 消化・吸収が良い
- 甘い物を欲しがらない
- 喉が渇かない
- 頭が冴える
- 太っている人はやせる
- やせている人は太る

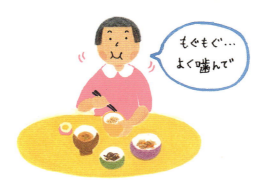

もぐもぐ…よく噛んで

腹八分目

皆さん「腹八分目」って聞いたことありますよね。
「腹八分目に医者いらず」とも言いますが、お腹いっぱいの手前で止めておくのが体調を保つ秘訣、っていうこと。食べすぎを防ぐのも「噛むこと」の効用なんです。

どんなに良い食品でも大食していては体を弱らせてしまうばかり。とは言いつつも、私自身「腹八分目」を心がけなくっちゃと思っているけど、ついつい食べすぎる傾向がある（というか間食が多い）ので、反省ばかりしています。

> 腸を整えてくれるたくあんは、植物性乳酸菌！他には ぬか漬けや キムチ、みそ、しょうゆなどがあります。積極的にとりたい食品ですね。

こぼれ話 1
たくあんと梅干しの大切さについて

たくあん
酵素が消化を促進！ 乳酸菌が腸を整える！
玄米、味噌汁、ごま塩、そこにたくあんが加えると、
食養の基本食が完成します。
体にいい成分を十分に吸収できるよう、
たくあんの酵素が消化を促進し、乳酸菌が整腸してくれるのです。

梅干し
梅干しはなぜ必要か？
酸っぱさ（＝クエン酸）の効用
- 疲労回復
- 解毒効果（血液をきれいにし、肝臓機能を高めるから）
- 食欲増進
- 整腸を促す

四季を感じながら暮らす
私のマクロビオティック的な日々のこと ❷

自家製みそ作り

以前から、気まぐれに作ったり作らなかったりのみそ作りでしたが、マクロビオティックを本格的に始めてからは、寒の時期になると自家製のみそを仕込むのが欠かせなくなり、私にとっては毎年、冬の恒例行事になっています。

麹の種類でみその種類も違ってくるのですが、その年によって選ぶ麹がまちまちなので、仕上がるみそも麦みそだったり米みそだったりしています。

仕込むまでがちょっぴり手間だけど、一度仕込んでしまえばあとは簡単。自家製のみその味に慣れてしまうと結構ヤミツキになり、市販のものと比べては「やっぱりうちのみそが一番美味しいかも」なんて、ついつい『手前みそ』なことを言っちゃってます。

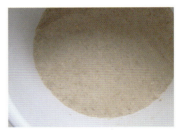

今年、仕込んだみそ。

昨年、仕込んだみそ。

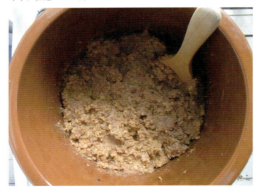

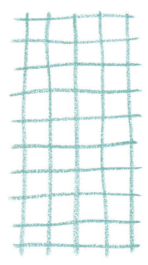

ちょこっと手づくりブレイク ❷

ちくちくぐし縫いコースター

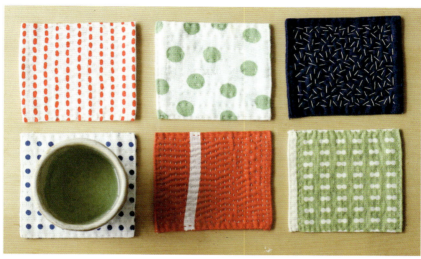

手縫いでちくちく、大好きです。

針仕事をするなら、素材は綿で、断然「さらし」の刺し心地が好きです。ほどよく目が粗いので針の通りも良く、ちょっとザラザラっとした手触り感もけっこう好き。洗い込むほどに、風合いも良くなるような気がします。手元にある手ぬぐいや端切れの中から、お気に入りの色や柄のものを使って、ちょっと小ぶりのコースターを作ってみました。

小さな雑巾を縫うみたいに、基本の「ぐし縫い」や「返し縫い」でちくちく。縦や横にと行ったり来たりで、縞模様や格子柄にしてみたり、グルグル渦巻き状に縫ってみたり、ワンポイントでアクセントをつけてみたり……と、色んなアレンジを楽しみました。

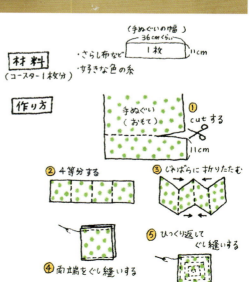

食品の選び方

マクロビオティックでは「純正自然食品」が基本です

● 無農薬有機栽培

農産物原料は自然農法や無農薬有機栽培のものを使用することを基本にしています。

● 無添加

日頃から食品表示をチェックする癖をつけていますか？

原材料、生産者がきちんと表記されているかをチェックすることはとても大切なことだと思います。

添加物は食品の原材料を見ると記載されていますから、できるだけチェックして添加物のないものを選ぶようにしたいものです。

記載内容でわからないことがあれば、ためらわず生産者に直接尋ねてみるのが一番だと思います。商品ラベルなどに連絡先が記載されていることが多いので、ぜひ。

● 伝統製法

昔ながらの製法に基づいて作られたものを使います。化学薬品や化学調味料などを必要としません。

こぼれ話 2
ラップのこと

食品を保存するラップ。パッケージにある添加物の表示を見たことがありますか？
つい見落としがちな箇所ですが、私は結構重要だと思っています。
ラップを通して食品に移ってしまう添加物（柔軟剤、安定剤など）は、やはり避けたいもの。
直接食品を包むならなおのこと、できるだけ無添加のものを選びたいですね。

こぼれ話 3
遺伝子組み換え作物

食品表示などでよく目にする言葉だと思いますが、これは農作物に微生物などの遺伝子を組み込んで、害虫に強くしたり、日持ちするようにした作物のことです。
代表的なものでは大豆やトウモロコシなどがあります。メリットは害虫への抵抗性や保存性の向上などですが、人体への安全性や生態への影響がまだわかっていないので、ちょっと怖いですよね。

有機JASマークについて

　有機JASマークは、農薬や化学肥料などの化学物質に頼らないで自然界の力で生産された食品を表していて、以下でご紹介する「農産物」の他、「畜産物加工食品」にもつけられています。
　登録認定機関の認定を受けた厳しい生産基準をクリアして生産された有機（オーガニック）食品の証なんですね。

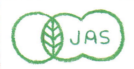

太陽と雲と植物をイメージしたマーク

有機農産物

- 堆肥等で土作りを行い、種まきまたは植え付けの前2年以上、禁止された農薬や化学肥料を使用していない田畑で栽培すること。
- 栽培中も、禁止された農薬や化学肥料は使用しないこと。
- 遺伝子組換え技術を使用しないこと。

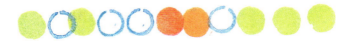

調味料について

　マクロビオティックでは、素材そのものの旨味を引き出すため、いたってシンプルで、調味料は塩、しょうゆ、みそ、油を基本にしています。いずれも「伝統製法」で作られたものを使います。
　伝統製法とは、化学薬品や化学調味料などを必要としない、昔ながらの製法に基づいて作られたもののことです。
　それぞれの調味料について、自然な方法で作られたものと、そうでないものはどう違うのか、ぜひ実際に自分の舌で味比べをしてみていただきたいなと思います。

塩

　まず塩ですが、「自然塩」を使用しましょう。
　特に海水から作られる自然海塩は体液中のミネラルバランスとよく似ています。必須ミネラルを理想的な形で摂取でき、味も丸みやコクがあるのです。
　一方、化学塩は塩化ナトリウムの純度は 99% 以上！（ちなみに自然塩は 81% 前後）体内のミネラル成分比とかけ離れているので、ナトリウム以外のミネラルが不足したり、ミネラルバランスを崩してしまいます。鼻にツーンとして、舐めるとピリッとした刺激があるのが特徴です。

（ 自然塩 ）
- 天然ミネラルが豊富
- 体液中のミネラルバランスと似ている
- 必須ミネラルを理想的な形で摂取できる
- 味には丸みやコクがある

（ 化学塩 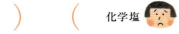 ）
- 塩化ナトリウムの純度が高く体内のミネラル成分比とかけ離れている
- ナトリウム以外のミネラルが不足
- ミネラルバランスを崩しやすい
- 舐めるとピリッとした刺激がある

しょうゆ

しょうゆは発酵食品です。

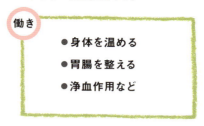

働き
- 身体を温める
- 胃腸を整える
- 浄血作用など

1年～3年以上かけて熟成された、「天然醸造」のものを選びましょう。
一方、短期間で作られる速成醸造のものは、大豆材料の質が落ちるとも言われています。また発酵というプロセスについてや、防腐剤・添加物にも注意が必要とされているようです。

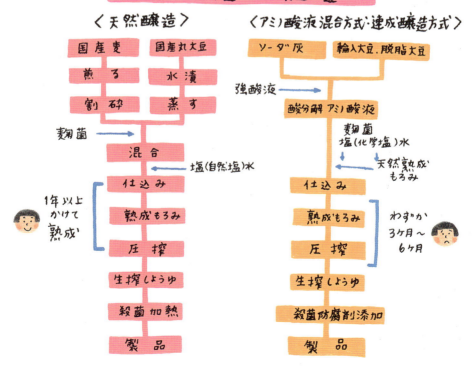

しょうゆの天然醸造と人工醸造の違い

〈天然醸造〉
国産麦 / 国産丸大豆 → 煎る / 水漬 → 割砕 / 蒸す → 麹菌 → 混合 → 塩(自然塩)水 → 仕込み → 熟成もろみ → 圧搾 → 生搾しょうゆ → 殺菌加熱 → 製品
（1年以上かけて熟成）

〈アミノ酸液混合方式・速成醸造方式〉
ソーダ灰 / 輸入大豆・脱脂大豆 → 強酸液 → 酸分解アミノ酸液 → 麹菌 / 塩(化学塩)水 → 天然熟成もろみ → 仕込み → 熟成もろみ → 圧搾 → 生搾しょうゆ → 殺菌防腐剤添加 → 製品
（わずか3ヶ月～6ヶ月）

みそ

みそもしょうゆと同様、発酵食品です。

働き
- 造血作用（特に豆みそ）
- 身体を引き締め、温める
- 疲労回復
- コレステロール抑制
- 癌、高血圧予防

また、麹（こうじ）の種類によって、みそは陰性、陽性に変化します。

麹の種類によって、みそは陰性、陽性に変化します

陰性 ← 米みそ・麦みそ・豆みそ → 陽性
　　　（米麹）（麦麹）（豆麹）

いずれの味噌も、じっくりと時間をかけて熟成された、「天然醸造」のものを選びましょう。天然の発酵によって作られた複雑で微妙な味わいがあります。

一方、短期間で作られた速醸法のものは、しょうゆと同様、発酵というプロセスについてや、大豆原料の質などが不明瞭な場合が多いようです。防腐剤や添加物にも気をつけたいですね。

（　天然醸造 　）　　（　速醸法 　）

- 6ヶ月～1年以上かけて作られる
- 天然の発酵により、複雑で微妙な味わい

- 10日～2ヶ月で作られる
- 大豆原料の質が不明瞭
- 発酵というプロセスや防腐剤・添加物にも注意

油

マクロビオティックで使われる主な食用油は、なたね油とごま油になります。伝統製法である「圧搾り」であることが大事です。

伝統的な製法では、炒ってから蒸して圧搾機で絞ります。そのあと、ろ過して容器に入れます。 一方、溶剤を使った化学抽出法で作られた油は、大量生産できるものの、原料の中に 油を溶かす性質のある薬剤を入れ、そのあと蒸留して薬剤を分離するという方法のようです。

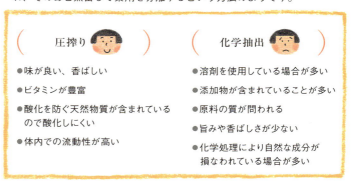

(圧搾り)
- 味が良い、香ばしい
- ビタミンが豊富
- 酸化を防ぐ天然物質が含まれているので酸化しにくい
- 体内での流動性が高い

(化学抽出)
- 溶剤を使用している場合が多い
- 添加物が含まれていることが多い
- 原料の質が問われる
- 旨みや香ばしさが少ない
- 化学処理により自然な成分が損なわれている場合が多い

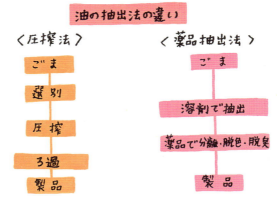

油の抽出法の違い

〈圧搾法〉
ごま → 選別 → 圧搾 → ろ過 → 製品

〈薬品抽出法〉
ごま → 溶剤で抽出 → 薬品で分離・脱色・脱臭 → 製品

こぼれ話 4　　水について

今の水道水には、トリハロメタンなど有害物質が含まれています。
他に塩素など、消毒する強い薬品が人体に有害なので、できるだけ浄水器を使用して体に取り込みたいもの。
良い水とは、還元力の強い水です。自然から出てくる湧き水（例えば、ナチュラルミネラルウォーター）などがそうです。他には、マグネシウムを含む海洋深層水などもそうです。水はたくさんの量を飲むというより、質の良い水を飲むということが大切なんですね。

四季を感じながら暮らす
私のマクロビオティック的な日々のこと ❸

春の訪れ

毎年、秋が深まる頃に、ヒヤシンスの水栽培を始めます。選ぶ色は、なぜか決まって「白」になってしまいます。少しずつ根が生えて、芽が出て、つぼみが膨らんで……と、花が咲くまでの過程も楽しみの一つなのですが、三月になって花が満開になり、部屋中がほのかな甘い香りに包まれると「春が来たなぁ」って実感するのです。春は私の大好きな季節。特に春の訪れを実感できる三月が一番好きです。

雪国で育ったせいか、雪解けのこの時期は、空も風も木々も空気もほんのり春の匂いがしてきて、体に染み込む感じ。

あと、三月っていうと「桃の節句」がありますが、桃も大好きな花の一つです。豆粒みたいな「ひな人形」を一緒に飾って、ささやかな「ひな祭り」を楽しんでいます。

お気に入りの、ひな人形。小さな木の実の中に、ちりめんで作られた人形が豆粒みたいな大きさ（小ささ）なのです。すっぽりとはめ込まれています。

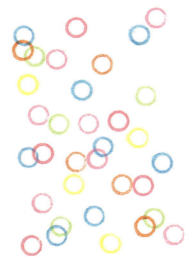

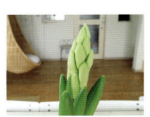

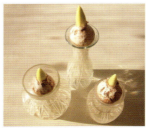

満開が楽しみな、水栽培の白いヒヤシンス。

ちょこっと手づくりブレイク ❸

木の実やコルクのキーホルダー

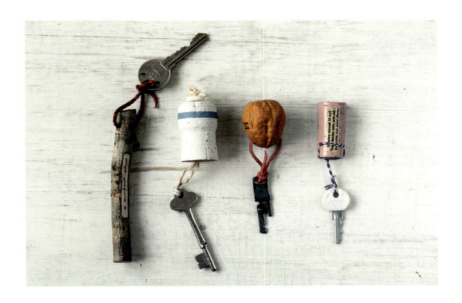

　自慢じゃありませんが、私は自分で鍵をどこに置いたか忘れちゃうことがしょっちゅうで、特に外に出かける時の慌てっぷりは、本当にヒドイものです。結局、ドアのノブに差し込んだままだった！ なんていう、信じられないような間抜けでドジなこともしばしばです。

　だから、普段持っているキーホルダーは、ポケットの中でもカバンの中でも、どこにあっても、手探りで「あった！」って、すぐに分かるような、掴みやすくて大きなものばかり。

　今回作ってみたキーホルダーは、木の枝、ワインのコルク栓など、どれも身近にあって簡単に手に入るものです。好きな色にペイントしたり、コラージュ風に紙を貼ってニスで仕上げたりと、工作気分で楽しく作りました。

材料
- 木の枝 …… 10cmくらい1本
- コルク栓など …… 2本
- 木の実など …… 1コ
- ヒモ …… 長さ30cmくらいを4種類

作り方

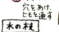 木の枝
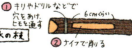
① キリやドリルなどで穴をあけ、ヒモを通す
② ナイフで削る

手描きやスタンプ、ペイントなど
いろいろ楽しんで！

 コルク栓

コルク栓を左図のようにキリやドリルで穴をあけ、ヒモを通す

 木の実
左図のようにキリやドリルなどで穴をあけ、ヒモを通す

動物性食品・乳製品・精製糖について

　マクロビオティックでは、原則として植物性のものを中心とした食事をとります。

　一方、肉などの動物性食品や、牛乳などの乳製品、また白砂糖をはじめとする精製糖は、あまり体に入れない方が良いとされています。

　これは、どれも体に負担をかけてしまうからという理由からですが、とはいえ、すぐにやめるのはとても難しいことだと思います。

　特に、自分自身だけのことであればともかく、ご家族がいらっしゃる場合などはそう簡単にはいきません。「肉（動物性食品）を使わない食事は、ボリュームがないから……と受け付けてくれなくて」というような悩みも、よく耳にします。

　私自身の経験から言うと、欲しい時はバターや砂糖を使ったチョコレートやケーキも、我慢しないで食べていますから、厳しく「ダメ！」とも言い切れません。いくら「体に良いから」「体に悪いから」と言って、押し付けになっては逆効果ですよね。

　そんな時は、ぜひマクロビオティックの知識を活用して、柔軟に対応することをお勧めします。食事全体を、陰陽のバランスを取り入れた組み合わせにすれば、体にかかる負担もぐっと減るはずです。

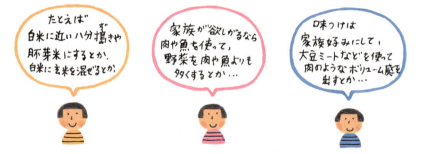

たとえば白米に近いハ分搗きや胚芽米にするとか、白米に玄米を混ぜるとか…

家族が欲しがるなら肉や魚を使って、野菜を肉や魚よりも多くするとか…

味つけは家族好みにして、大豆ミートなどを使って肉のようなボリューム感を出すとか…

　また、マクロビオティックを実践している人で、多くの人がぶつかる問題として、友人同士や会社での食事会や飲み会などがあります。実際に、私もそんな場面に直面しては「どうしようかなぁ」と、悩んだりすることがありましたが、あまり神経質に構えなくてもいいような気がします。これも、陰陽調和の勉強の場だと考えて、マクロビオティックの知識を大いに活用（発揮？）しながら、楽しんでみては……と思います。

含まれている糖分について

ちょこっと換算

角砂糖 何コ分になる?

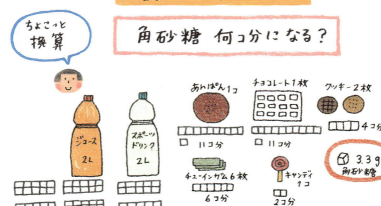

- ジュース 2L → 60コ分
- スポーツドリンク 2L → 36コ分
- あんぱん 1コ → 1コ分
- チョコレート 1枚 → 1コ分
- クッキー 2枚 → 4コ分
- チューインガム 6枚 → 6コ分
- キャンディ 1コ → 2コ分
- 3.3g 角砂糖

ちょこっと比較

カルシウムは、海藻・野菜からでも多く摂れる!

(100g中に含まれているカルシウムの量を比較してみると下図のようになります)

ちょっとビックリですね!

牛乳の
- 小松菜 = 1.5倍
- ひじき = 14倍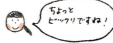
- わかめ = 7倍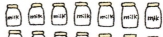
- こんぶ = 6.5倍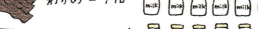
- 切り干し大根 = 5倍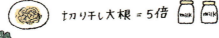
- 大根の葉 = 2倍

大きな便りと小さな便り

食べることと同じように大切なのは「出す」こと

さて、食べたものがはたして自分に合っていたのかいなかったのか、出すことは食べることと同じくらいに大切で、簡単にわかる一つの方法があります。

それは、大きな便り（大便）と小さな便り（小便）です。

ちなみに 理想的な大きな便りは…
- いきむことなくスッと出る
- 色は黄金色から茶色
- 硬さは 硬すぎず柔らかすぎず
- 形は 棒状（バナナ状）になっている
- 紙は使う必要がないくらいで便器に汚れがつかない
- くさい臭いがしない

腸をキレイにしない限り、食べ物は消化吸収されません。腐敗を起こし、下水管が詰まっている現象になります。風邪は腸からくると言われています。例えば何か食べた後、腸が腐敗した時に空気中のウイルスが腸に入り込んで、風邪を引き起こすのだそうです。

食べることと同じように大切なのは「出す」こと。毎日決まった時間に大きな便りがあることは、バランスの取れている証です。体の中がキレイになると、出るものもキレイになるものです。

「大きな便り」は、体からの大切なメッセージ。侮（あなど）っちゃいけませんね。

今日のウンセイをチェック!

〈大きな便り〉

固さ・形でみる			色でみる	
コロコロ	水分が少ない	便秘	黄	酸性
バナナ状	水分 70〜80%	good!	茶	弱酸性 発酵した漬け物のようなにおい
ドロドロ	水分 90%以上	下痢	黒っぽい（悪臭）	アルカリ性 動物性（肉など）の摂りすぎで腸内でガス発生!オナラも臭い!

野菜・穀物をよく噛んだ日は、状態が良く プカプカ浮く

〈小さな便り〉

回数でみる		色でみる	
♂	平均 4〜5回/1日	うすい色	体が陰性寄り
♀	平均 3〜4回/1日	こい色	体が陽性寄り

知っておきたい

肉・砂糖・牛乳の影響を中和、解毒する食物

肉	・ユリ科（ニラ、ネギ、ニンニク） ・干ししいたけ ・もやし ・ジャガイモ ・トマト ・ピーマン ・パセリ ・豆類 ・香辛料（こしょう） ・りんご ・ふのり ・よもぎ ・大根葉 ・全粒はと麦 ・葛 ・ごま など ・海藻（ひじき、わかめ、ふのり） ・全粒はと麦 ・かぼちゃ ・葛 ・大根葉 ・よもぎ ・ニラ ・もやし など
砂糖	・海藻（ひじき、わかめ） ・赤みそ ・しょうゆ ・梅干 ・キクイモ ・はと麦 など
牛乳（乳製品）	・海藻（ひじき、わかめ、ふのり） ・緑黄色野菜 ・自然薯 ・はと麦 ・ニラ ・らっきょう ・梅干 ・みそ ・しょうゆ

豆は畑の肉！豆でも充分良質なたんぱく質が摂れますよ

穀物をよく噛むことで甘みができます。本来の甘みをぜひ味わってみて！

カルシウムは野菜や海藻からでもたくさん摂れるのです

こぼれ話 5

果物はどう摂ればいい？

果物は、水分と糖質が多く体を冷やして血液のめぐりを悪くするので、とても陰性な食べ物です。マクロビオティック的な食べ方で工夫しましょう。
例えば、スイカは塩を添える、リンゴは塩水にくぐらせてから食べるなど。これらは、昔からの食べ方でもあり、陰性の果物に陽性の塩でバランスを取っているのです。

理論編のまとめ

マクロビオティックの基本原則

❶ 身土不二

❷ 一物全体

❸ 陰陽調和

❹ 日本の伝統食を見直す

　動物性食品（乳製品を含む）
　精製糖は、できるだけひかえ、
　玄米をはじめとした、
　穀物と野菜中心の食事を心がける

❺ よく噛む

❻ 腹八分目を心がける

❼ 「いただきます」「ごちそうさま」感謝の気持ちで味わう

❽ 純正自然食品を選ぶ

　　・無添加
　　・自然農法や無農薬有機栽培
　　・伝統製法に基づいて作られたもの

　調味料では、
　みそ、しょうゆはじっくり時間をかけた天然醸造のもの。
　油は圧搾のもの。塩は自然塩。

四季を感じながら暮らす
私のマクロビオティック的な日々のこと ❹

お花見

　私の家の近くには、大きな公園があります。都内のお花見名所の一つとしても知られる「井の頭恩賜公園」です。私は普段から、この公園を抜けて吉祥寺へ出かけることが多く、休日の散歩でも足を運ぶことが多いので、ほぼ毎日と言っていいくらい、この公園を訪れているのです。

　四季折々、いろんな表情がうかがえるので、いつ訪れても気持ちがいい。雨や雪の日の、井の頭公園も結構好きです。桜が満開になるお花見の頃は、見物客が多くて疲れるので、地元人である私は逆に足が遠のいちゃいますが、早起きをした朝なんかは、たまに散歩がてら出かけて花見を楽しんでいます。空気もひんやり澄んでいて、ちょっぴり幻想的。ぽつんぽつんと、人がまばらな早朝の公園も大好きです。

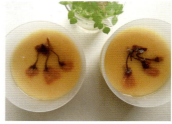

パトリシオさんの本、『ハッピー・マクロビオティック・スイーツ』（小学館）でご紹介されていた、桜の花をあしらった甘酒ゼリー。
味はもちろん、見た目もかわいいので気分もウキウキ。この季節、よく作らせていただいています。

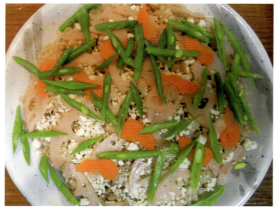

マクロビオティックの玄米ちらし寿司です。卵のそぼろのようだけど、豆腐を炒ったもの。
にんじんは、京都の「有次」で購入した、ひょうたんの型抜きで。

ちょこっと手づくりブレイク ❹

キッチンクロスで作る お弁当袋

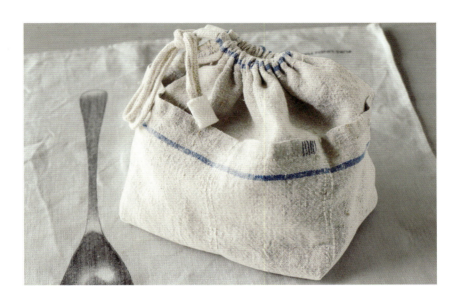

　子供の頃、お気に入りのお弁当入れを2つ持っていました。一つはタータンチェック柄の小さなトランク型をしたランチバッグで、もう一つは、お揃いの水筒がセットで入っていたスヌーピーの黄色いランチボックス。いつも持つのが楽しみで、お気に入りのお弁当入れに入っているということだけで、お弁当の中身までもがとても美味しいものに思えて、ランチタイムが待ち遠しいものでした。

　今はというと、お弁当を包むのはもっぱら手ぬぐいですが、お弁当を布や袋に包んであげる行為って、食べ物を大事に思う気持ちにつながっているような気がします。

　麻のキッチンクロスで作ったお弁当袋。洗いざらしのクタクタ感が気に入っています。

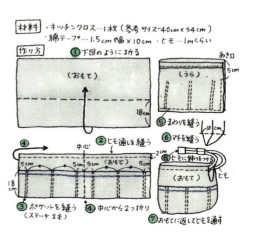

ジッセンヘン

マクロビオティックの基本食である玄米の炊き方をはじめとして、
陰陽の切り方、
陰陽の調理法などを説明しています。
また、それらを応用して、
実際に作った基本のおかずなどもご紹介しています。

基本の切り方

回し切りとは、陰と陽をバランスよく含む切り方のことです。
マクロビオティックでよく用いる切り方です。
ひと切れの中に、中心(陽性)と周囲(陰性)がバランスよく
含まれるので、生命に必要な調和のとれたエネルギーを
しっかりいただくことができます。

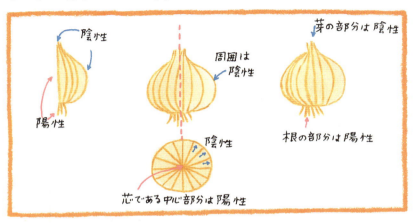

回し切り(玉ねぎ)

玉ねぎのように丸い形のものは回し切りします。
縦2つに切り、放射状に包丁を入れ、
くし型になるように切っていきます。
ひと切れの中に常に芯(玉ねぎの中心)と、まわりの身が
入るようにします。

1. 玉ねぎの芽、根の部分をおとす
2. 繊維に沿って半分に切る
3. 玉ねぎの中心に刃先をあてて放射状に切る

包丁はスライドさせながら

みじん切り(玉ねぎ)

薬味や炒め物によく用いる切り方です。

1. 玉ねぎは、縦半分に切った後、
   根を残して、芽の方から横に水平に切れ目を入れる
2. 繊維に沿って縦に切れ目を入れる
3. 包丁をスライドさせながら薄く切る

短冊切り

和え物、汁物などに使います。

① 3〜4cmの輪切りにする

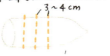

② 繊維に沿って1.5cmの厚みに切る

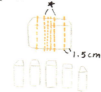

③ 縦に寝かせ、皮の方から1.5cm幅に切る
（＊真ん中は、そのまま繊維に沿って薄く切る）

④ 皮の方を上にして薄く切る

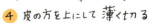

いちょう切り（れんこん）

陽　陽　陽
陰　陰　陰　陰

ふしの部分が最も栄養があるので捨てないで！
気管支が弱い人などは 摂るといいです。
ふしの部分は、紙のように透けるように薄くスライス。

半分にしたれんこんを、更に縦に切って
四つ切りにし、いちょうの葉の形に切る

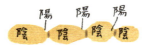

乱切り（にんじん）

乱切りは回しながら包丁を入れていきます。
ポイントは、必ず包丁が芯（にんじんの中心）を
通るように切る。大きさをそろえること。

「形は違っても
大きさはそろえて！」

ささがき

おもに、ごぼうなどを細長く切るときに用います。
ごぼうに数ヵ所 縦に切り目を入れ、
ごぼうを手で回しながら、刃先を滑らせてそいでいきます。

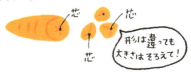

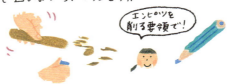

「エンピツを
削る要領で！」

〈陰陽の切り方〉

食材の切り方や切った大きさによって
陰と陽は変化します

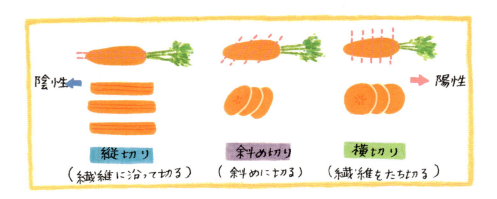

野菜は細かく切るほど、熱や調味料の陽性さが
野菜に伝わりやすくなります。
陽性に傾いていたり、暑いときは少し大きめに切るなど
季節や体調によって切り方を変えて。

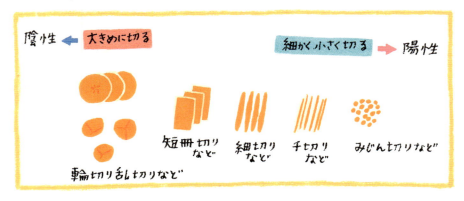

斜め切り

にんじんは 皮ごと 薄切りに。
ここでも、ひと切れの中に
常に芯（にんじんの中心）がくるように切ります。

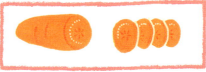

斜め切り→細切り or 千切り（にんじん）

細切りの千切りにする場合は、
斜め薄切りにしたものを ずらして平らに並べ、
にんじんの厚みと同じ幅に切っていきます。

斜め切り→細切り→みじん切り（にんじん）

細切りにした にんじんの向きを変え、
端から細かく切っていきます。

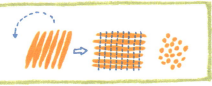

基本の切り方で作る基本食

きんぴらごぼう

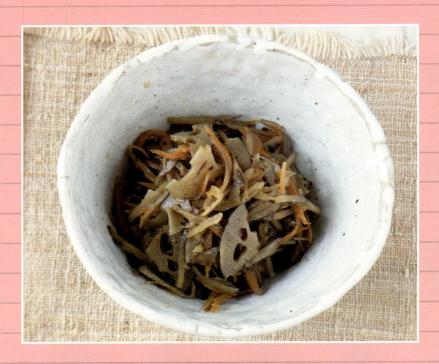

豊富な食物繊維が腸の働きを良くしてくれます。
作り置きして、いつも食卓に置いておきたい常備菜。
体を温めるので、毎日食べれば冷え性を改善できます。

〈きんぴらごぼうの作り方〉

材料（4人分）
- ごぼう 30〜50ｇ（斜め薄切りにして千切り）
- にんじん 20ｇ　（　　〃　　）
- れんこん 30ｇ　（薄いいちょう切り）
- 油 … 小2　（ごま油となたね油を半々で）
- 水 … 適量
- しょうゆ … 大1.5くらい

① 鍋を温め、油を入れ、ごぼうの臭みが飛んで香ばしいにおいがしてくるまでよく炒め、鍋の端に寄せる

（野菜の皮はむかずアクも原則として抜きません）

② 鍋の空いたところに、にんじんを入れて、ごぼうをかぶせ、合わせて炒める。れんこんも同様に炒め合わせる。

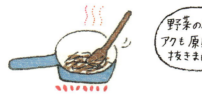

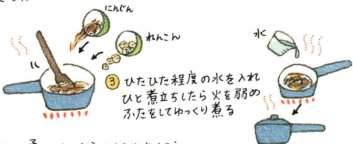

③ ひたひた程度の水を入れひと煮立ちしたら火を弱めふたをしてゆっくり煮る

④ ごぼうが柔かくなったら、しょうゆを加え、全体を静かに混ぜ、煮汁がなくなるまで煮てからおろし蒸らす

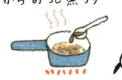

（れんこんは喘息や肺の病気、咳に良いとされています。呼吸器の病気の時にはれんこんと、ごぼうの量を入れ替えても。）

野菜の洗い方

　皮や根には大切な栄養がたくさん含まれているので、できるだけ野菜の皮をむきません。葉や根も捨てずなるべく丸ごと全部をいただくという「一物全体」の考え方からです。

　ただその分、食材はよく考えて選びたいものです。無農薬有機栽培など、安心できるものを使いたいですね。

　泥だらけの野菜でも、きちんと洗えば皮付きでおいしく食べられます。野菜用の小さなタワシや古いふきんなどを使って、力を入れすぎず優しく丁寧に洗います。

葉物

① 全体の汚れを取り除き、傷んだ葉、茎を取り除く

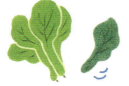

② 根元に流水をあてながら根のきわの茎の付け根を開いて砂などを洗い流す

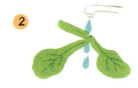

③ 2〜3回くり返したあと軽くふり洗いし、サルにあげる

れんこん

① 古いふきんや小さなたわしなどを用意し、大まかに土を落とす

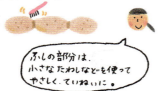

ふしの部分は、小さなたわしなどを使ってやさしく、ていねいに。

② れんこんを手でこすりながら洗う　汚れが取れなければ、ふきんで軽くこする

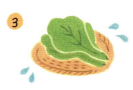

ねぎ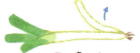

1. 表面の土の付いた皮を処理する
2. 下(根元)の部分を洗い落とす
3. 青い堅い部分、筋の堅い葉を取り除く
4. 青い葉の重なっているところを開いてよく洗う
5. ひげ根の間にある汚れをようじで落とす

根菜

ごぼう

1. 古いふきんなどを用意し、大まかに土を落とす
2. ふきんを使って上下に動かして土を軽く落とす

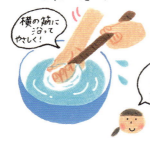

横の筋に沿ってやさしく！

ごぼうの表面の薄皮ははがれやすいので力を入れすぎないよう注意して！

こぼれ話 6

野菜の保存法

根菜や葉もの野菜などで、表面が乾燥しそうな場合は、新聞紙に霧吹きなどでシュッ！と水をかけ、湿らせて包みポリ袋に入れて冷蔵庫へ。

にんじん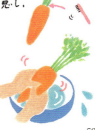

1. 古いふきんや小さなたわしなどを用意し、葉がはえていた部分の土をていねいに落とす
2. にんじんを手でこすりながら洗う。汚れが取れなければふきんで軽くこする

マクロビオティックの調理法

(1) なるべく皮をむかない、芯や根も工夫して食べる。

皮や皮に近い部分だけに多く含まれている栄養があります。また、丸ごと食べることによって栄養的にもバランスよくいただくという意味もあります。

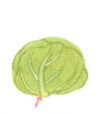

キャベツの芯は
薄切りにしたり
やわらかい部分より
長く熱を加えたり

ネギや玉ねぎの
根っこ部分もよく洗って
刻んで炒めたり、煮込んだり
揚げたりして利用

(2) なるべく茹でこぼさない、アクを抜かない。

材料の自然な味わいを楽しむためにも、栄養分を損なわないためにも、なるべく茹でこぼしたり、ゆでたものを水にさらしたり、アクを抜いたりしません。ごぼうやれんこんなど、比較的アクが強い根菜も水に浸けるのではなく、油で炒めたりすることでアクを飛ばし、旨味に変えます。

(3) 体質や体調、季節によって調理法を調節する。

54ページの「陰陽の切り方」のところでも触れていますが野菜は細かく切れば切るほど、熱や味が中までしみて陽性に、また熱を加える時間が長ければ長いほど陽性になります。また、圧をかけた料理も陽性になります。当然この逆は、比較的陰性ということに。

これらの原則をつかんだら、体質や体調、季節によって切り方を変えたり、調理法を調節するなど、ちょっと工夫を加えることで「おいしさ」も変わってきますよ。

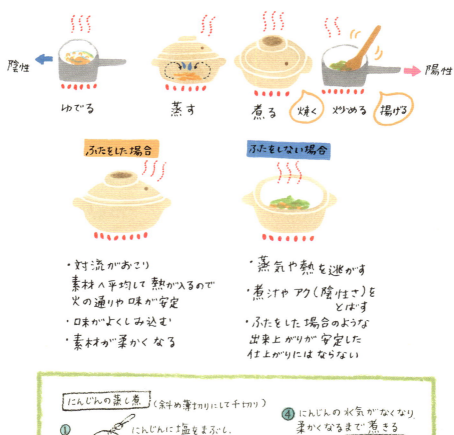

加熱法の種類にみる陰と陽

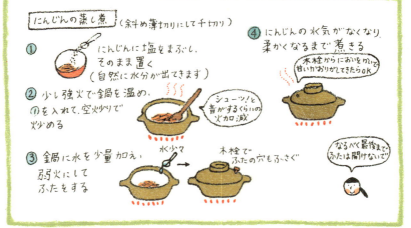

マクロビオティックでよく使う調理法です。字でお分かりの通り、蒸して煮る方法です。
ホクホクと柔らかく仕上がり、少々の塩をまぶすだけで素材本来の甘みを引き出すことができます。

四季を感じながら暮らす
私のマクロビオティック的な日々のこと ⑤

ピクニック日和

　以前から、カゴものが大好きで、我が家にはあちこちにいろんなバスケットが、所狭しと並んでいます。収納用としてはもちろん、他には買い物用や、ピクニック用や、ドライブ用としてなど、いろんな場面で大活躍しているカゴたちもたくさん！

　中でも、長年愛用しているピクニック用のバスケットは、色ツヤともにかなりの風格さえ感じられます。愛用して、かれこれ20年にはなるでしょうか。いや、もっとかも。

　ピクニック用のカップ＆ソーサーやカトラリーなどを入れている布袋は、すべて私のお手製ですが、それさえもネンキが入ってきました。だけどその分、愛着もひとしおです。晴れた日はバスケットを持って、足取りも軽やかに思わず公園に出かけたくなっちゃう……ピクニック大好きです！

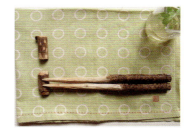

小枝で作られた箸置きと箸は、以前シュタイナー学園のバザーで購入した、生徒さんの作品。

玄米おにぎりをパクパク。

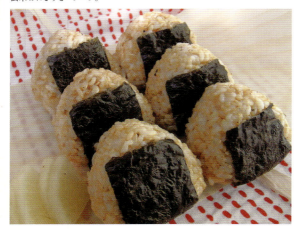

ちょこっと手づくりブレイク ❺

ハンカチで作る 箸入れ

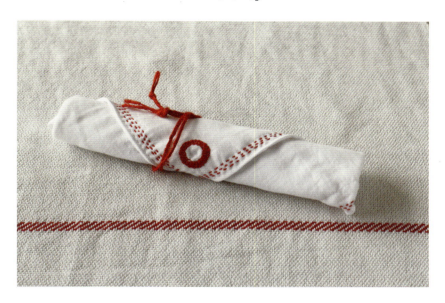

　自然環境への意識も高まり、最近は「エコな暮らし」もすっかり定着して、いろんなカタチで、実践されている人を多く見かけます。

　例えば、箸一つでも自分用の「マイ箸」を持っている人は、私の周りでも少なくありません。私も一応「マイカップ」と「マイ箸」を持っているのですが、もともと「なんちゃってエコロジスト」の私は、外に出るときに必ず持ち歩いているわけでもなく、むしろ肝心なときに「忘れちゃった！」なんてドジなことばかりで、せっかくの「マイ箸」も、あんまり役に立っていないのが現実ですけど。

　ガーゼのハンカチで作った私だけの箸入れ。これなら、「あっ、忘れちゃった！」なんてことも少なくなるかもしれませんね。

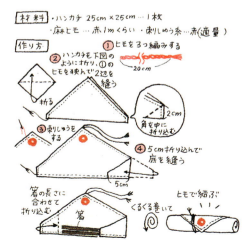

材料
・ハンカチ 25cm×25cm…1枚
・麻ヒモ…赤1mくらい ・刺しゅう糸…赤(適量)

作り方
① ヒモを3つ編みする 20cm
② ハンカチを下図のように折り、①のヒモを挟んで2辺を縫う
　折る
　角を中に折り込む 2cm
③ 刺しゅうをする
④ 5cmに折り込んで底を縫う
　5cm
箸の長さに合わせて折り込む　箸
くるくる巻いて
ヒモで結ぶ

基本食を作ってみよう

玄米を炊く

マクロビオティック料理の基本は玄米の炊き方です。

玄米を炊く際、調理に使用する火の種類、鍋の種類、浸水時間によって炊き上がりの状態が変わります。

また細かく言えば、自分の体に柔らかめが合うか固めが合うか、新米か古米かなどで水加減も調節します。

例えば新米か古米かの場合、新米の方が水分の含有量が多いので炊く時の水分量は若干少なくて良い、といった具合に。それぞれの違いによって陰性と陽性も変化します。

ここでご紹介するご飯は玄米ですが、毎日のご飯を玄米のみと決めつけずに、体の要求に合わせて三分搗き米、五分搗き米と、臨機応変に炊いてみる方がいいと思います。五分搗き米は、炊飯器でも白米と同様に炊けますよ。

炊く前の下ごしらえ（玄米の洗い方）をはじめ、圧力鍋、土鍋を使用する場合の玄米の炊き方などもご紹介したいと思います。

こぼれ話 7

玄米の保存方法

炊き上がった玄米を濡らした計量カップに1カップ（1食分）ずつ詰め、ラップにのせて冷やして包みます。
3〜4日保存するなら冷蔵庫、長く保存するなら平らにつぶして冷凍庫へ。

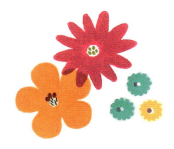

ごはんを炊くということ

米の主成分であるデンプンを食べやすい形に変化させること

（炊く前の米） → （炊いた米）

β（ベータデンプン）
消化するのに大変労力がいる

温度が60度前後まで上がったところからα化が行なわれる

α（アルファデンプン）
α化することで食べやすく、味、消化吸収がよくなる

玄米を炊く際、調理に使用する火の種類、鍋の種類、浸水時間によって炊き上がりの状態が変わります。

それぞれの種類で見た炊き上がり

| 電気（さっぱり） ・ ガス（ふっくら） ・ 薪・炭（遠赤効果のもっちり） |
| 電気釜（さらさらした） ・ 土鍋（ふわっとした） ・ 圧力鍋（ギュッとしまった） |
| 浸水時間が長い（あっさりした味） ・ 浸水しない（濃い味） |

← 陰性　　　　　陽性 →

鍋の種類

圧力鍋

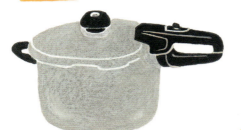

鍋によって程度は多少違いますが、圧力をかけると米粒は締まり、粘り（陰性）が表面に出て、もっちりしたご飯になります。

内鍋を使う

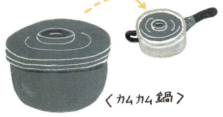

〈カムカム鍋〉

水を張った圧力鍋の中に入れて使う圧力鍋専用の陶器製の鍋のこと。短時間で炊ける圧力鍋の利点と、粘らずふっくら炊ける土鍋の性質を生かすためのもの。

土鍋

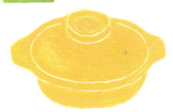

沸騰してから１時間くらい炊くので時間はかかりますが、圧力をかけて炊いたご飯に比べると米粒はふわっと仕上がり、粘り（陰性）を引き出さないサラッとしたご飯になります。半日くらい水を吸わせると、よりふっくら炊けます。陰性な炊き上がりなので、夏や陽性体質の人、圧力鍋のご飯が食べにくかったり、重たいと感じる時に向いています。

電気釜

圧力鍋や土鍋で炊いたご飯より陰性になりますが、白米感覚で食べられる、サラサラした感じのあっさりした炊き上がり。

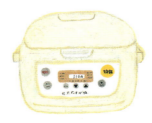

下ごしらえ（玄米を洗う）

① ごみ取り

玄米はバットや盆などに
1カップずつ広げて
もみ米やくず米を取り除く

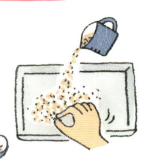

② おがみ洗い

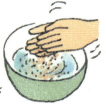

Point!
白米と大きく
違うのは
石臼ぐように
洗わないこと

水の中で
玄米を両手の平で
おがみ洗いする

ごしごし洗うと
ぬかの部分が流れて
しまうので、やさしく！

③ ザル洗い（ふり洗い）

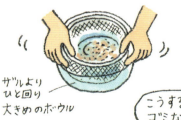

ザルより
ひと回り
大きめのボウル

玄米をザルに移し、
そのままザルよりひと回り
大きめのボウルに入れ、
玄米がかぶるくらいの水を入れて、
振り洗いする

こうすると、残っていたもみ米や
ゴミなどを見つけやすいのです

④ 水切り

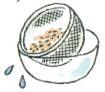

ザルを斜めに傾けた状態で、
玄米の水をよく切る

圧力鍋で炊いたご飯

おこわのように香ばしい炊き上がり

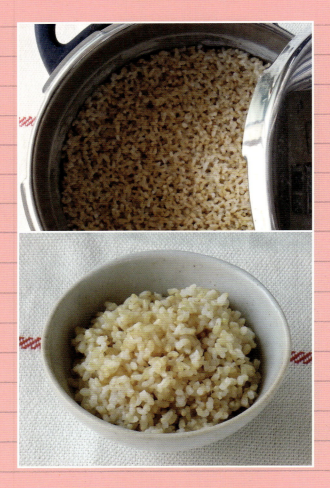

米粒は締まり、もっちりとしたご飯になります。

〈 圧力鍋で炊く 〉

- 玄米…お好みの分量
- 水 …玄米の1.2〜1.3倍
- 塩 …玄米1cにつき小1/10を目安に加減

（玄米が3c未満または6c以上炊く場合、水分量は変わります）

① 下ごしらえ（玄米を洗う）P.67 ①〜④を参照

② 玄米と分量の水、塩とともに鍋に入れる

③ ほたる火に30〜40分かける
最初はほたる火にかけ、弱火→中火→強火と、だんだん火を強めていく

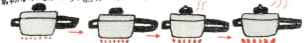

④ 強火にして蒸気が強く出てきたら
2分ほど強火のまま炊き、すぐに火を弱め、
ほたる火で30〜40分炊く（圧力がかかった状態で保ちます）

強火で2分ほどそのまま　　圧力がかかった状態でほたる火で30〜40分

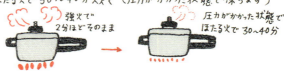

⑤ 最後に5秒ほど強火にして火からおろし、約10分蒸らす

強火で5秒ほど　　火からおろし約10分蒸らす

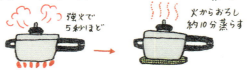

⑥ 蒸らしたあとは、しゃもじでざっくりと天地返しする

しゃもじで周りをグルグルと一周し、→ 十字に切って → 天地返しすると
陰陽がキレイに合わさりバランスが整う

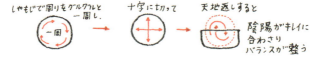

★ 火力が強くほたる火にならないガス台の場合は
　ガスマット（巻末ページ掲載）を使います
★ 高圧、低圧の設定がある圧力鍋の場合は高圧に設定

（ 内鍋（カムカム鍋）を使って圧力鍋で炊く ）

66ページでご紹介した「カムカム鍋」を使用する炊き方もあります。高温、高圧がダイレクトに玄米にかからないので、遠赤外線効果でもっちりふかふかの炊き上がり！
内鍋（カムカム鍋）を使えば1合から炊け、焦げることがありません。

土鍋で炊いたご飯

土鍋内の水の対流が均一なので、カニ穴も多い

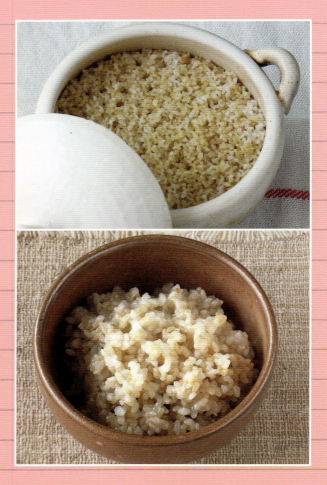

米粒はふわっと仕上がり、サラッとしたご飯になります。
圧力鍋のご飯が食べにくかったり、重たいと感じるときに向いています。

〈 土鍋で炊く 〉

```
・玄米… お好みの分量
・水 … 玄米の 1.2 ～ 1.7 倍
・塩 … 玄米 1c につき 小 1/10 を目安に加減
```

① 下ごしらえ（玄米を洗う） P.67 ①～④を参照

② 鍋に玄米と分量の水、塩を入れ、木栓をかけてほたる火にかけ、沸騰するように火を強めていき 30～40分炊く

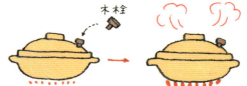

ほたる火から30～40分、どんどん火を強めていき、沸騰させる

③ 蒸気が上がったら木栓をはずして、1～2分そのままにし、すぐに火を弱め、蒸気が落ちついたら再び木栓をして約1時間炊く。

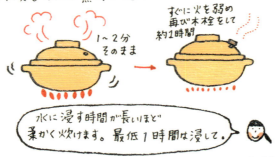

水に浸す時間が長いほど柔らかく炊けます。最低1時間は浸して。

④ 最後に30秒ほど中火にして水分をとばしてから火からおろし、すぐに天地返しをして約10分蒸らす

余熱が残っているので土鍋はコンロから外して。

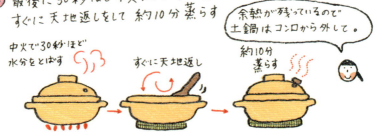

★ 火力が強く、ほたる火にならないガス台の場合は、ガスマット（巻末ページ掲載）を使います

四季を感じながら暮らす
私のマクロビオティック的な日々のこと ❻

雨の日

雨の日は、外に出るのがオックウになるし、部屋の中もジメジメ、洗濯物もなかなか乾かない、あれこれ挙げてみてもほとんど良い印象がないですよね。でも、私は雨の日もけっこう好きです。ある本で「雨の名前」というものが書いてあり、雨の呼び方にもいろんな美しい表現があることを知り、その種類の多さにもビックリしました。全てのものに恵みをもたらす雨は、私たち日本人の暮らしに欠かせないものなんだなぁって、改めて感じたのでした。

以前、ロンドンで買ったピンクの長靴。甘い砂糖菓子みたいな色と質感。ずんぐりした形もかわいい。私が雨の日が楽しみなのは、この長靴のおかげかもしれません。

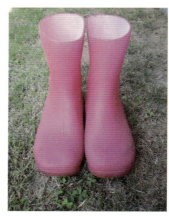

お気に入りのピンクの長靴。

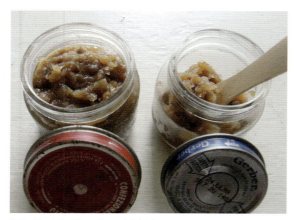

梅酒に漬けた梅を使って作った自家製ジャム。

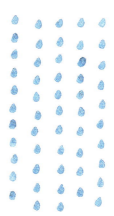

ちょこっと手づくりブレイク 6

竹炭の脱臭袋

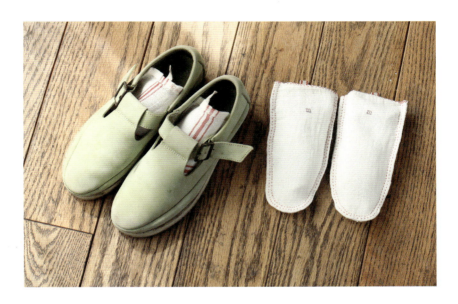

竹炭の効果については、ご存知の方も多いと思いますが、消臭効果、除湿防湿効果、空気浄化、水質浄化などなど、日常生活の中でも大いに役立つことばかり。しかもその効果は半永久的であるところがまた嬉しいですよね。

我が家でも、お風呂の湯船の中に欠かさず入れているのをはじめ、各部屋はもちろん、トイレ、玄関、下駄箱の中など、家の至る所に置いていて、時々、天日干ししては、また繰り返して使っているという感じです。

そんな竹炭の、細かい粒状タイプを入れた靴用の脱臭袋を作ってみました。袋は使い古しのキッチンクロスなどを利用しています。靴としてだけではなく、引き出しや下駄箱の中などに使ってもいいかなって思います。

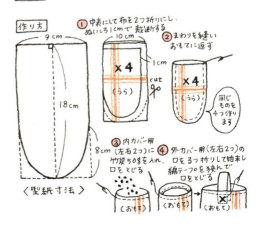

〈みそ汁を作る〉

汁物の意味について

- 主食に対しての副食として大事
- 水分補給だけでなく、ミネラルや栄養素が同時に摂れる
- 特にみそ汁は体を温める
- 塩分を補い、体内の塩分バランスを崩しにくい

みその働き

- 造血作用（特に豆味噌）
- 身体を引き締める
- 疲労回復
- コレステロール抑制
- 癌、高血圧予防

   ちなみに、おすましは浄血作用（血液をきれいにする）

麹によって陰と陽が変化します

陰 ← **米・麦・豆** → 陽
　　（米みそ）（麦みそ）（豆みそ）

こぼれ話 8
みその割合について

基本は、麦みそ7：豆みそ3の合わせ味噌にしますが、その時の季節や食べる人の体調、体質に合わせて割合を加減します。
例えば、夏は麦みそ（陰性）を多めにする、冬は身体を温める豆みそ（陽性）を多めにするなど。

こぼれ話 9
だしの割合について

基本は、こんぶ7：しいたけ3ですが、体が冷えていると思う人はこんぶだしを、動物性食品を多く食べている人などは、しいたけだしを増やすなど、その時の季節や食べる人の体調や体質に合わせて、こんぶだしとしいたけだしの割合を加減します。
また、合わせる素材の陰陽によって変化させるといいと思います。

こんぶだし

煮出し（・こんぶ……3.5cm×10cm 1枚
・水………3c）

① 乾いたふきんで表面の汚れを払う

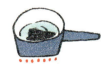

② 鍋にこんぶと水を入れ、ふたをしないでほたる火にかける

③ こんぶが広がり鍋肌やこんぶに小さな泡が出てきたら鍋からおろし、そのまま10分おき、こんぶを取り出す

水出し（・こんぶ……3.5cm×10cm 1枚
・水………3c）

① 乾いたふきんで表面の汚れを払う
② こんぶを水に入れ、7〜8時間（ひと晩）つけおきする
（冬は室温、夏は冷蔵庫）

しいたけだし

煮出し（・かさの開いた干しいたけ……4〜5cm 3コ
・水……3c）

① 軽く汚れを払う
② 鍋にしいたけと水を入れふたをして中火にかける

③ 煮立ってきたらふたをとり、匂いをとばし、2/3くらいまで煮つめる

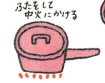

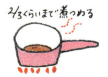

水出し

① 軽く汚れを払う
② しいたけを水に入れ、7〜8時間（ひと晩）つけおきする
（冬は室温、夏は冷蔵庫）

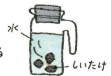

季節に合わせて作るみそ汁:春&夏

[春]
春キャベツと新玉ねぎに、人参を加えて彩りも鮮やかに。

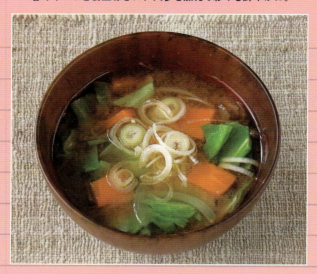

[夏]
暑いこの時期は、わかめと豆腐であっさりと食べやすく。

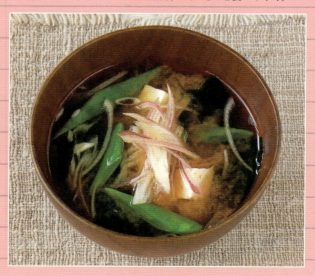

季節に合わせて作るみそ汁：秋＆冬

[秋]
小松菜と油揚げを組み合わせたオーソドックスな味噌汁。

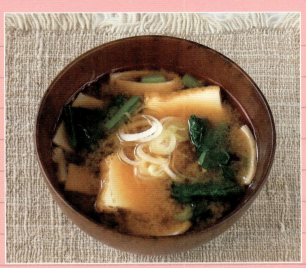

[冬]
カボチャやごぼうでけんちん汁風に。体を芯から温めて。

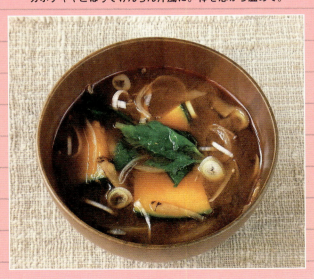

基本のみそ汁の作り方

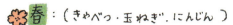

(76ページの春の具材を例にしています)

🌸 春：(きゃべつ・玉ねぎ・にんじん)

【4人分】
- キャベツ … 2枚
- 玉ねぎ … 80g
- にんじん … 30g
- ねぎ … 1/2本（小口切りにして薬味用に）
- こんぶのだし汁 … 3c
- しいたけのだし汁 … 1c
- みそ … 60g（麦みそ7：豆みそ3）
- 油 … 少々

① キャベツは水洗いし、芯と葉を切り分ける

② 芯は斜め細切りにし、葉は2～3cm幅に切る

芯は斜め細切り

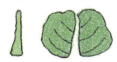
葉は2～3cm幅のザク切り

③ 玉ねぎは5mm幅の回し切りにする
（回し切りの切り方は、P.52 基本の切り方を参照）

5mm幅の回し切り

④ にんじんは厚さ5mmの短冊切りにする

5mm

⑤ 鍋を温め、油をひき、玉ねぎを炒める

⑥ 玉ねぎがしんなりしてきたら、キャベツを入れて炒め合わせ、続いてにんじんを炒め合わせる

⑦ ボウルにだし汁1cを取り分けておき、残りのだし汁を⑥の鍋に入れて煮る

⑧ すり鉢に分量のみそを入れ、取り分けておいただし汁をすり鉢に入れて溶き、煮立っている鍋に流し入れる

💬 みその旨味がなくなるので、みそを入れてからは沸騰させずすぐに火からおろして！

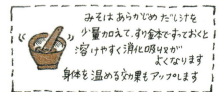

みそはあらかじめだし汁を少量加えて、すり金本ですっておくと溶けやすく消化吸収がよくなります
身体を温める効果もアップします

🍉 夏 : (わかめ、とうふ、いんげん)

4人分
- 乾燥わかめ … 6g
- もめん豆腐 … 1/2丁
- いんげん … 6本
- みょうが … 2〜3コ
  (斜め細切りにして薬味用に)
- こんぶだし … 2c
- しいたけだし … 2c
- みそ … 60g (麦みそ8:豆みそ2)

① わかめはさっと洗ってザルにあげる
  (わかめの大切なミネラルや旨味が出てしまうので水につけたままにしないよう注意！)
② 豆腐は湯通しして水切りし、1cm角のサイの目に切る
③ いんげんは斜め細切りする
④ 鍋を温め、いんげんを空煎りしだし汁3cを加えて煮、豆腐、みそを加える
  (だし汁1cは別に取り分けておき、みそを溶く)
⑤ 鍋のまわりが沸いてきたら火を止め、わかめとみょうがを加える

🍁 秋 : (小松菜、厚あげ、切り板麸)

4人分
- 小松菜 … 1/4束
- 厚あげ … 1/2枚
- 切り板麸 … 適量
- ねぎ … 1/2本 (小口切りにして薬味用に)
- こんぶだし … 3c
- しいたけだし … 1c
- みそ … 60g (麦みそ7:豆みそ3)

① 小松菜はさっと洗って2〜3cmの長さに切る
② 厚あげは油抜きしたて半分に切ったあと、5mm幅に切る
  油抜きして → 5mm幅に切る
③ 鍋を温め、厚あげと小松菜を空煎りし、だし汁3cを加えて煮、みそを加える
  (だし汁1cは別に取り分けておき、みそを溶く)
④ 鍋のまわりが沸いてきたら、火を止め、切り板麸とねぎを加える

⛄ 冬 : (かぼちゃ、ごぼう、玉ねぎ)

4人分
- ごぼう … 40g
- 玉ねぎ … 80g
- かぼちゃ … 150g〜200g
- 三つ葉 … 適量 (薬味用に)
- こんぶだし … 3c
- しいたけだし … 1c
- みそ … 60g (麦みそ6:豆みそ4)
- 油 … 少々

① ごぼうは、さっと洗い、ささがき、玉ねぎは、5mm幅の回し切り、かぼちゃは、ひと口大の大きさに切る
② 鍋を温め油をひき、ごぼうをよく炒める
③ ごぼうの臭みが抜けてきたら玉ねぎを入れ、玉ねぎがしんなりするまで炒め合わせる。最後にかぼちゃを加え、軽く炒める
④ だし汁3cを鍋に入れて具が柔らかくなるまで煮、みそを加える
  (だし汁1cは別に取り分けておき、みそを溶く)
⑤ 鍋のまわりが沸いてきたら火を止め、湯通しした三つ葉を加える

1.ごぼう　2.玉ねぎ　3.かぼちゃ

四季を感じながら暮らす
私のマクロビオティック的な日々のこと ❼

七夕

　小さい頃、楽しみの一つだった七夕。短冊に願いを書いて笹竹に結びつけ、星に祈ると、本当に願いが叶うと信じていました。夏の夜空を見上げ、天の川を一生懸命探したりしたものです。

　実家を離れ、東京に出て一人暮らしを始め、社会人になってからは日々の忙しさにかまけて、年中行事の一つとして、ゆっくりと味わうこともなくなった「七夕さま」。それでも大人になった現在(いま)なりに、七夕の日を楽しんでいます。

　鮮やかな色とりどりの折り紙で作る七夕飾りって、日本ならではの美しいカタチですよね。目も楽しませてくれます。

　五色の短冊に願いを込めて……。毎年、けっこう真面目に書いているのです(笑)。

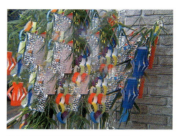

色とりどりの折り紙で作る七夕飾り。
ハサミとのりで、楽しんで作ってます。

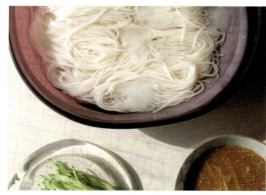

七夕行事のごちそう、ひんやりそうめん。
天の川に思いをはせて……。

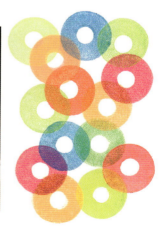

ちょこっと手づくりブレイク ⑦

バンダナで作るエコバッグ

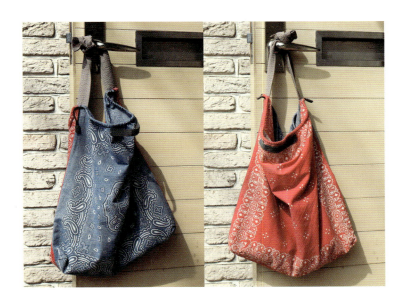

　バンダナを縫い合わせただけ、ショルダータイプのエコバッグです。前の面、後ろの面、肩ひも、それぞれ違うバンダナを使い、パッチワークみたいに繋ぎ合わせていて、また、持ち手をぬいつけたことで手提げ袋としても使えるようになっています。

　以前、北欧のベビー用品を扱うお店で買ったマザーズバッグが、大ぶりの割にはコンパクトに畳めてかさばらず、今でも何かと重宝しているのです。更に気に入ったのは、畳んだ時、伸縮性のある素材でできている内ポケットの中にすっぽりと収まるようになっていて、それがまん丸いボールみたいに見えるという洒落っ気もあって、遊び心もあるデザイン。

　イメージとしては、そんな楽しさと実用性を兼ね備えたエコバッグに仕上げたつもりです。

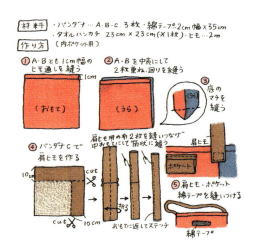

ごま塩を作る

スプーン1杯ほどをご飯にふりかけて

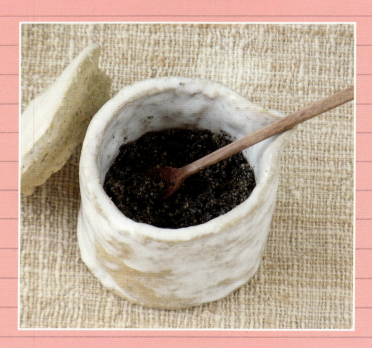

> ごま塩の効用

- 不足しがちなカルシウムを補う
- 血液をアルカリ性に保ち、筋肉、神経、精神安定に欠かせない
- 玄米には有害物質を吸着する以外に出す働きがあるがその過程でカルシウムを消耗してしまうため、玄米にはごまが必需品！
- 陰性のごまは陽性の塩を合わせることで、ナトリウムのバランスを整える

こぼれ話 10

ごま塩の割合について

基本は、ごま8：塩2になりますが、ごまは冷やす作用、塩は温める作用があり、その時の季節や、食べる人の体調、体質で、ごまと塩の割合を加減します。冷え性だったら塩3くらいにしても。

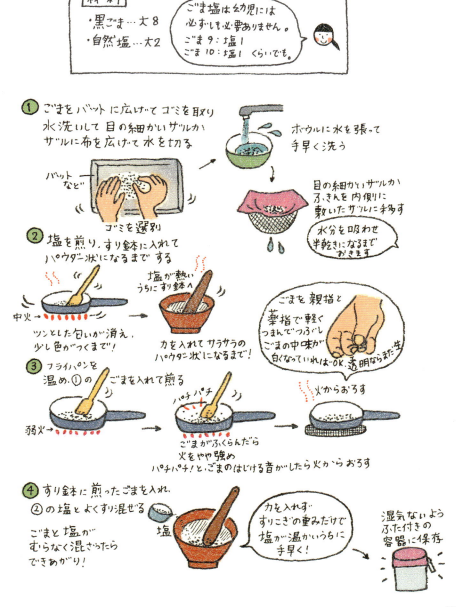

雑穀いろいろ

ミネラルバランスが人間の体細胞とほぼ同じで、免疫力を高める効果も大きい雑穀。あわ、きび、ひえは身体を温め、麦類は食物繊維が豊富で、はと麦は美肌効果もあると言われています。白米に慣れた舌にはちょっとクセのある味と香りですが、私はときどき玄米に混ぜて食感を楽しんで食べています。

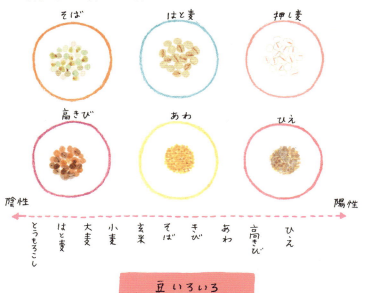

豆いろいろ

「畑の肉」と呼ばれている大豆をはじめ、豆の小さな粒の中にはバランスの良い植物性たんぱく質が凝縮されています。食物繊維もたくさんです。

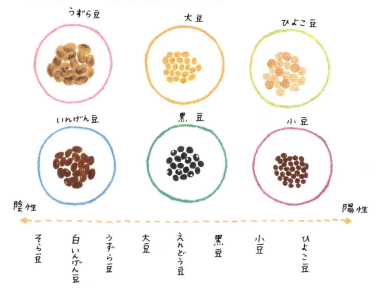

雑穀の洗い方・豆の洗い方

〈雑穀の洗い方〉

① 濁っている水が透き通ってくるまで水を入れ替えて洗う

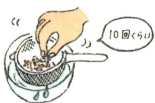
10回くらい

② 目の細かいザルや裏ごし器で水切りする

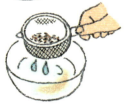

〈豆の洗い方〉

① 洗う前に小石や傷んでいる豆を取り除く

② 手でやさしくかき混ぜるようにして1〜2回 水を入れ替えて洗う

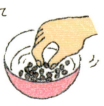

こぼれ話 11

あずき汁

あずきは腎臓の形に似ています。腎臓の機能（排毒作用）があるので、それと密接な関係があるんですね。むくみ解消や利尿効果に優れているので、そんな悩みがある人にもオススメです。

あずき汁の作り方

① 昆布6×6cmを3cm角にカットし、鍋に敷く。
② あずき1/4cと水3〜4cを入れて、中火にかける。
③ 沸騰後、弱火で水が半分になるまで煮詰める。好みで塩少々加え、煮汁を飲む。
（むくみがある場合は、1日に2〜3杯飲むと良い）

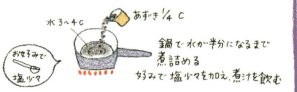

水3〜4c　あずき1/4c
お好みで塩少々
鍋で水が半分になるまで煮詰める
好みで塩少々を加え、煮汁を飲む

四季を感じながら暮らす
私のマクロビオティック的な日々のこと ⑧

夕涼み

手ぬぐいが大好きで、新しい柄のものを見つけては、つい買っちゃいます。買うとすぐに端の始末をします。手ぬぐいの色や柄の色に合わせて糸を選び、手縫いでチクチク。

時には夕涼みをしながら、ひたすらチクチク。その作業が、地味だけど結構楽しいのです。

たかが手ぬぐいって言っても、最近は本当に柄の種類も豊富になってきて、立派なアートですよね。「手づくりブレイク」のページでも幾つかご紹介していますが、手ぬぐいを、できるだけそのままの形で利用して、できるだけ手縫いで、身の回りのものを作る、そんな手仕事も大好きです。

きっと昔の人にとっては、こんなことは特別なことでもなんでもなくて、当たり前の仕事（こと）だったんでしょうけど。

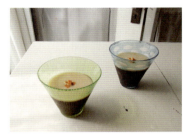

ひんやり冷たくして食べる、
たんぽぽコーヒーゼリー。
たんぽぽの苦味＆甘酒のトッピングが、
結構おいしくて、
私のデザートの定番です。

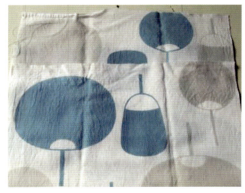

夏らしい、うちわ柄の手ぬぐい。
お気に入りの一枚です。

ちょこっと手づくりブレイク ⑧

首から下げる 小物入れ

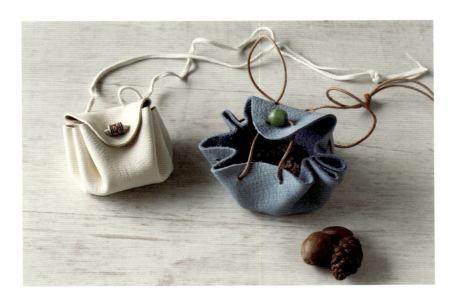

　以前、ロンドンにあるシュタイナー幼稚園のバザーで購入したスエードのかわいい小物入れ。断ち切りで作られていて、パンチで開けた穴に紐を通しただけのとても簡単なものでした。凝っているわけでもないのに、なんだかオシャレ！

　色や素材やアイディアだけで、こんな風にシンプルに作られたものはすごく好きです。とにかくかわいい仕上がりなので、持つのが楽しくなります。

　こういうのはいくつあってもいいかなと思い、色やパーツを私なりにアレンジして、似たような小物入れを作ってみました。ペンダントみたいに首から下げられるようになっているので、おっちょこちょいの私でも、なくしてしまうことがありません。

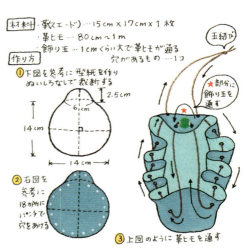

乾物の戻し方

乾物は、水で戻すだけで料理に応用できる伝統的な保存食材。水分が抜かれているので、保存性、栄養価が高くなっているのが特徴です。ミネラルやビタミンも豊富です。食材の旨味がギュッ！と詰まっているので、大切に活用したいものです。

〈麩・高野豆腐〉

① ひたひたのぬるま湯に浸ける
（柔かくなるまで5〜10分）

② 柔かくなったら、数回湯の中で絞り水気を取る

両手で押さえるように軽く絞る

〈切り干し大根・ひじき〉

手早く水で洗い、ザルにあげて水を切る

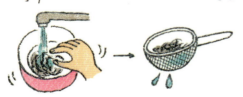

乾物の戻し水は捨てずに料理に使います。また、水は乾物や豆類より陰性だから、水に浸けておくと、そのものの持つ陽性さや旨味が水に移ってしまいます。

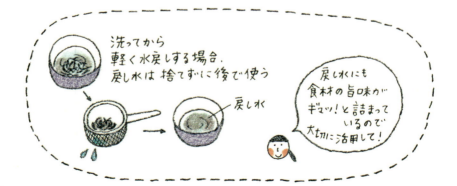

洗ってから軽く水戻しする場合、戻し水は捨てずに後で使う

戻し水

戻し水にも食材の旨味がギュッ！と詰まっているので大切に活用して！

加工品の下処理

昔ながらの知恵が詰まった優秀な食材です。加工することによって、消化吸収しやすくなるよう工夫されています。

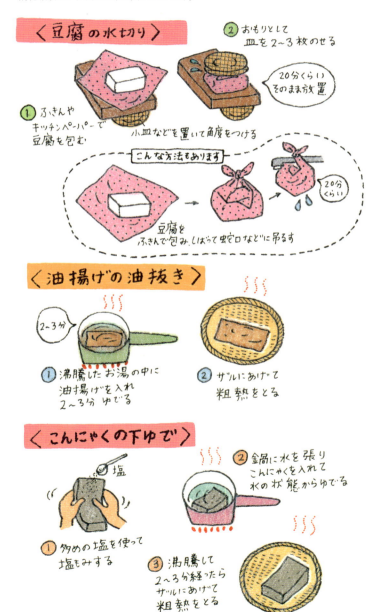

乾物を使った基本のおかず 1

ひじきれんこん

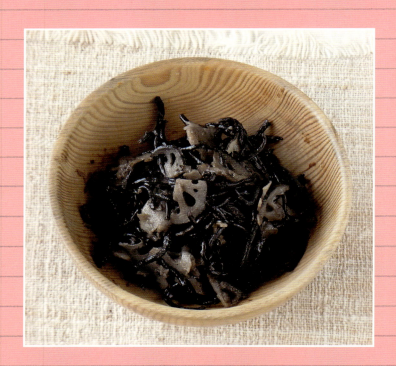

海藻の中では陽性なひじきは、ミネラルも豊富です。
れんこんは呼吸器全般に良く、虚弱体質を改善することでも知られています。
きんぴらごぼうと並んで、毎日少しずつ食べたい常備菜。

〈ひじきれんこんの作り方〉

4人分
- れんこん…100g
- ひじき…25g
- 油…大1/2
- 水…適量
- しょうゆ…大2〜3

> ひじきとれんこんの割合は好みや体調に応じて加減して！

① ひじきは手早く洗って手でつまんでザルにあげ、水を切り、2〜3cmの長さに切る

2〜3cmくらいにカット

② れんこんは縦四つ切りにし、薄いいちょう切りにする

節の固い部分は更に薄いいちょう切りに

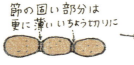

③ 鍋を温め油を入れ、れんこんを炒め次にひじきを加え、よく炒める

1.れんこん　2.ひじき

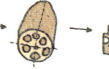

④ 材料がかぶるくらいの水を加え、ゆっくり対流が起こる火加減で煮込む

ひと煮立ちしたら火を弱めふたをしてゆっくりと煮る

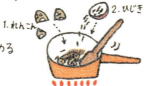

⑤ ひじきが柔かくなったらしょうゆを回し入れ、煮汁がほぼなくなるまで煮、火からおろし、蒸らす

しょうゆ

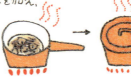

> かき混ぜすぎると粘りが出ておいしく仕上がりません。静かに混ぜるのがコツ！

乾物を使った基本のおかず 2

にんじんと高野豆腐の煮付け

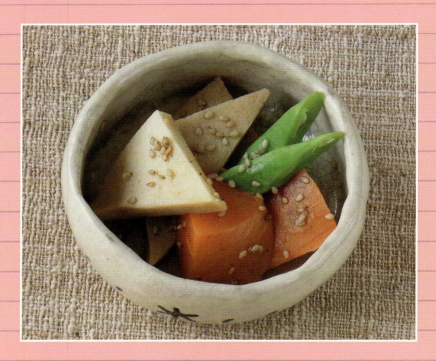

太陽の光を浴びた高野豆腐は、あまり体を冷やしません。
カロチンが豊富なにんじんは、油で調理すると
吸収率が飛躍的に高まるそうです。冷え性の人にもオススメです。

〈にんじんと高野豆腐の煮付けの作り方〉

[4人分]

- 高野豆腐 …… 4枚
- にんじん …… 1本
- いんげん …… 2本
- だし汁 …… 2C（こんぶといいたけの合わせだし）
- ごま油 …… 少々
- しょうゆ …… 大1～1.5
- 白ごま …… 大2～3

① 高野豆腐はぬるま湯で戻し、三角に4分割する。にんじんは舌切り いんげんは、さっとゆで、斜め切りする。

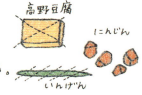

② 鍋を温め、ごま油を薄くひいて ごまをさっと炒め すぐににんじんを加えて炒める。

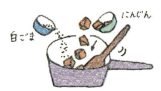

③ ②にだし汁を加え、高野豆腐を入れて煮る

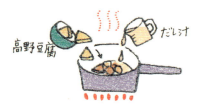

④ 高野豆腐がふっくらしてきたら、しょうゆを回し入れ、弱火で煮汁がなくなるまで煮る

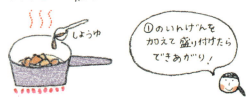

①のいんげんを加えて盛り付けたらできあがり！

乾物を使った基本のおかず 3

切り干し大根の煮付け

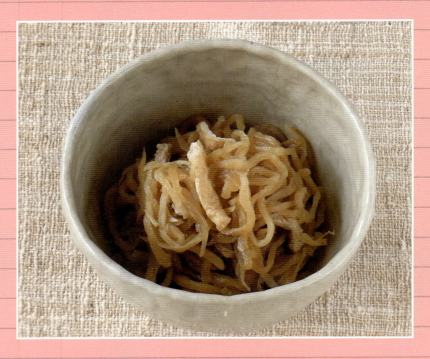

大根を細く切り天日で干すと、生の大根よりも陽性になり、旨味成分も栄養価もグッと増します。マクロビオティックの基本食でもあるので、作り置きしておきたい常備菜です。

〈切り干し大根の煮付けの作り方〉

【4人分】
- 切り干し大根 …… 30g
- 油あげ …… 1枚
- 玉ねぎ …… 50g
- 油 …… 小1
- 水 …… 1C
- しょうゆ …… 大1.5〜3

① 切り干し大根は、ほぐしてもみ洗いし、ザルにあげる
玉ねぎは5mm幅の回し切り
油あげは油抜きし、縦半分にして細切りにする

② 鍋を温め 油を入れ
玉ねぎを炒め、玉ねぎがしんなりしてきたら
切り干し大根を炒め、
油あげを加えて炒め合わせる

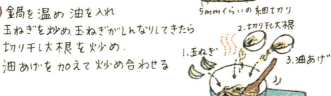

③ ②に水をひたひたに加え、
沸騰したら弱火にし、
ふたをして煮る

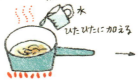 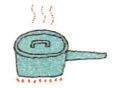

④ 切り干し大根がやわらかくなったら、
しょうゆを回し入れ、煮含める

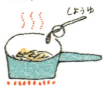

四季を感じながら暮らす
私のマクロビオティック的な日々のこと ❾

十五夜（中秋の名月）

普段から、月を眺めるのが大好きです。

朔月、三日月、上弦、望月、下弦、などなど。月の呼び名は様々で、どれも響きも優しく美しいものばかりですよね。

旧暦8月15日の夜は十五夜（中秋の名月）です。小さい頃は、お月様の中に本当に兎が居るって信じていました。今でも月を眺めていると、うっすらと兎らしき影が映って見えるのは私だけかな。

澄んだ秋の夜空を、優しく照らしてくれる十五夜のお月様。その夜の月は、最も明るく美しいとされていて、月を愛でながら秋の収穫物を供えて感謝する日でもあるそうです。

私は毎年、お月見団子を作って楽しんでいますが、十五夜の満月にちなんで、まん丸のお団子を15個供え、餡や、きな粉をつけて食べています。

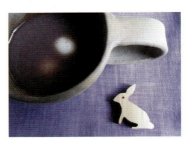

お団子は、ぜんざいにして食べてもおいしい。ぼんやりと満月が浮かんでいるようです。

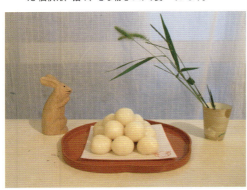

手のひらでコロコロ、けっこう楽しいお団子作り。

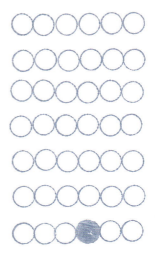

ちょこっと手づくりブレイク ⑨

ざっくり編みの なべつかみ

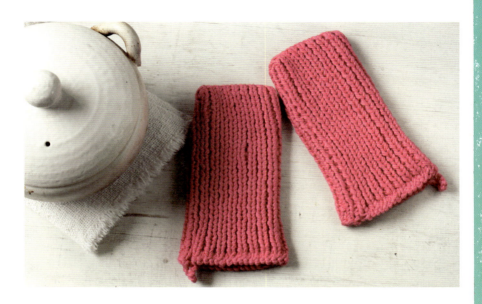

公園を抜けた静かな住宅街の一角にある、古い大きな一軒家。広い間口の玄関を開けてすぐの広間に、その店はあります。普通の民家の雑貨屋さん。

木製のものをはじめ、文房具や書籍や洗剤やコスメ用品などなど。「made in Germany」のドイツ製がほとんどですが、どれも手ざわりが良く、安心して使えそうで、かわいい色やデザインの物ばかりです。

まだ肌寒い3月のある日、久しぶりにその店を覗いてみると、春が待ち遠しかった私の気分にピッタリな、鮮やかなオペラピンクのコットンの糸に目が止まりました。毛糸でいうと極太になるんでしょうか。

かなり太めの棒針で、ざっくり、ざっくりと直線のゴム編みで編んだ、ミトンタイプのなべつかみです。

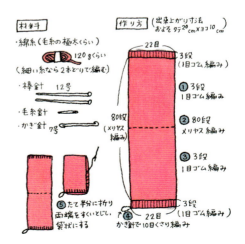

3

テアテ ホウ

「手当て」とは読んで字のごとく、手を当てることです。
身近な材料を使った手当て法は、日常的な知恵がたくさん詰まっています。
人が人を大切に思う祈りにも似た行為だと思います。「どうか良くなりますように…」と、
悪いところに手を当てるように、心を込めて活用してみてください。

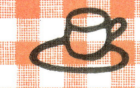

〈しょうが湿布〉

しょうが湿布は血行を良くしてくれます。
炎症や痛みに。打ち身や捻挫、神経胃痛などにも効きます。

- ひねしょうが …… 150〜300g
- 湯 …… 4〜7ℓ
- おろし金（ミキサー使用もOK）
- 大きい鍋
- 木綿袋（ハンカチで包んで輪ゴムで留めてもOK）
- コンロ
- 温度計
- タオル・バスタオル
- 毛布

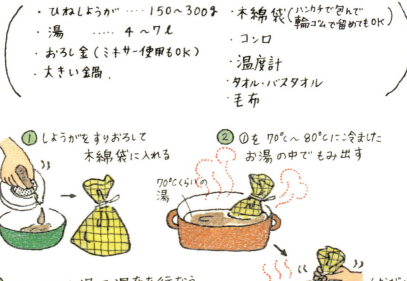

① しょうがをすりおろして木綿袋に入れる

② ①を70℃〜80℃に冷ましたお湯の中でもみ出す
70℃くらいの湯
しょうが汁
湯の中でよく絞りもみ出す

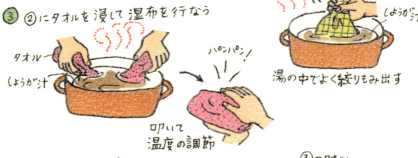

③ ②にタオルを浸して湿布を行なう
タオル
しょうが汁
パンパン！
叩いて温度の調節

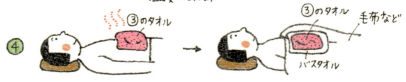

④ ③のタオル
③のタオル
毛布など
バスタオル

③の湯が冷めてきたら、差し湯をするかコンロにかけます。コンロで温める場合は沸騰させないよう注意して！

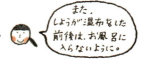

また、しょうが湿布をした前後は、お風呂に入らないように。

〈豆腐パスター〉

- 豆腐 …… 1丁（木綿豆腐）
  （患部によって豆腐の量は変わります）
- おろししょうが（豆腐の10％）
- 小麦粉 … 適量
- ガーゼ、さらしなど … 適宜
- すり鉢、すりこぎ

陰性の強い豆腐が酸化した陽性の熱を吸いとって、高熱をグングン下げてくれます

① 豆腐をさらしなどで包み蛇口などに結びつけて水切りをする
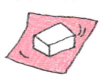

② ①におろししょうが、小麦粉を加えて硬めのパスターを作る

小麦粉／おろししょうが

③ ②を1cmくらいの厚さでガーゼなどに包む
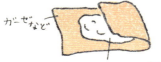
ガーゼなど／厚さ1cmくらいのパスター

④ ③を額や後頭部などに貼る
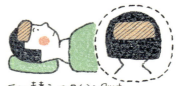

取り替えのタイミングは、
前（額など）は、最長2時間くらい
後ろ（後頭部など）は、4時間くらい
当てていてもOK！

★ 夕方〜夜中（副交感神経が優位）の熱 ＝ 陽性
　（顔や手足が真赤になる高熱など）

★ 昼（交感神経が優位）の熱 ＝ 陰性
　（冷えて血液の循環が悪くなっている鼻かぜなど）
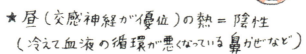

＜れんこん湯＞

咳が止まらない時、痰がつかえている時、喉の痛みに。
気管支炎、喘息などにも。1日に2回程度、服用してみてください。

- れんこん（おろし汁）… 大 3～4
- しょうが（おろし汁）… 2～3滴
- 熱湯 … れんこん（おろし汁）の2～3倍
- 塩 … 少々 ・ガーゼ ・おろし金

（吹き出し）れんこんには収れん性のある（締める力が強い）タンニンという成分が含まれていて、その陽性が気管支粘膜の腫れを改善！

① すりおろした れんこんを ガーゼで絞り 分量のおろし汁を作る

（吹き出し）れんこんは、なるべく陽性な節の部分を使用して！

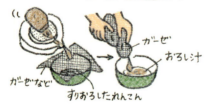

② ①のれんこんおろし汁に しょうがおろし汁、塩を加え、熱湯を加えて火にかける

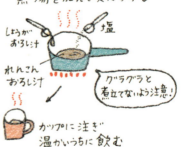

（吹き出し）グラグラと煮立てないよう注意！

カップに注ぎ 温かいうちに飲む

コーレン

コンコンというから咳、強い咳の場合は「れんこん湯」、湿った咳の場合は、れんこんを乾燥して煎って粉末にした「コーレン」を使用します。
（コーレンは自然食品店などで販売されています）

- コーレン … 小2
- 湯 … 100ccくらい

① コーレンを少量の湯で溶き、残りの湯を入れて煮る

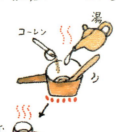

② カップに注ぎ 温かいうちに飲む

〈 里芋パスター 〉

昔から里芋の貼り薬は、湿布の妙薬とされ、打ち身や捻挫、歯痛、腫れものなど、あらゆる汚血（酸化した古い血、毒素）の吸出しに使われてきたそうです。
軽い打ち身などは、100ページでご紹介した生姜湿布だけで効き目がありますが、ひどく腫れているような場合には里芋パスターが効果的です。

- 里芋 …… 患部に合わせ1個～
- しょうが …… 里芋の10%
- 小麦粉 …… 適量
- おろし金
- ボウル
- 菜箸
- 天然繊維の布 又は和紙

① 里芋の皮は厚めにむき、すりおろす ② しょうがは、皮のまま

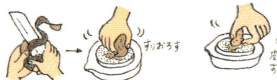

③ ①と②に小麦粉を加え、クッキー生地くらいの固さにする

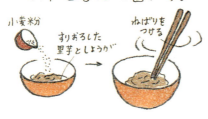

④ 菜箸を使って③のパスターを1cmくらいの厚さにのばす

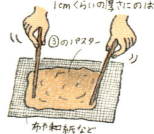

布や和紙など

⑤ ④を患部にあて、包帯などで固定する

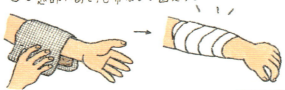

貼り替えは3～4時間が限度。長時間貼り続けると、せっかく吸い出した毒素が戻ってしまいます。

巻末ページでご紹介している市販の「里芋粉」を使用してもOKです

体を整えるのに有効な飲み物

〈三年番茶の煮出し方〉

血液をきれいにし新陳代謝を促進。国内産無農薬栽培で三年以上生育した木からとった葉に、枝も加えた番茶です。穀菜食の家庭で日常の保健飲料として飲むのがこの三年番茶。

- 三年番茶 …… 大2
- 水 …… 4c
- やかん(土瓶が望ましい)

① やかんに水と三年番茶を入れ中火にかける

② 沸騰したら弱火にし、十分に煮出す　約30分

③ 茶葉をこして保存する

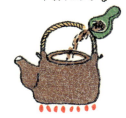
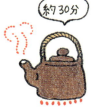
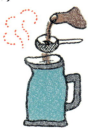

〈梅しょう番茶〉

しょうゆ番茶より効果を強くしたもの。二日酔い、痛みのあるお腹にも。

1杯分
- 三年番茶 … 180cc
- しょうゆ … 小1.5〜2
- 梅干し … 中1個
- しょうがおろし汁 … 2〜3滴

① 梅干しを入れる　梅干し
② よく突いて練る
③ しょうがおろし汁しょうゆを入れよくかき回す　しょうがおろし汁2〜3滴　しょうゆ小1.5〜2
④ 熱い三年番茶を注ぐ

梅干しは昔からの作りもので。アルコールが使われているものは不可で。

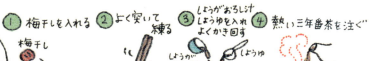

〈しょうゆ番茶〉

血液をきれいにして、新陳代謝を促します。疲労回復に。

1杯分
- 三年番茶 …… 180cc
- しょうゆ …… 小1〜2

① しょうゆを入れる
② 熱い三年番茶を注ぐ

こぼれ話 12

三年番茶の出し殻

三年番茶の出し殻には、空気を浄化させる作用があります。鍋で炒ってよく乾燥させ、かごなどに入れて大いに活用しましょう。
一ヶ月くらいは効果が持続しますよ。

〈たんぽぽコーヒー〉

たんぽぽの根を炒って刻み、乾燥させたものを煮出した飲み物。
三年番茶より陽性なので体が陰性に傾いた人向き。

- たんぽぽコーヒー … 小1〜2
- 水 … 1C

商品によって淹れ方は変わります
パッケージなどに淹れ方が
記載されている場合は
それに従ってくださいね

① 鍋に水と
たんぽぽコーヒーを入れる

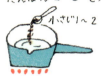

② 約5分煮つめ、カップに注ぐ
（好みの濃さで時間を加減）

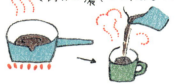

〈ヤンノー〉（小豆を煎って粉末にしたもの）

食欲のない時の滋養、
むくみのある時の飲み物として。
体を温めたい人にもオススメ。

- ヤンノー … 小2
- 塩 … 少々
- 水 … 2C

① 少量の水で
ヤンノーを溶き
火にかけてよく練る

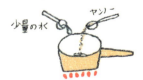

② 残りの水を加え
弱火で40分煮る

水が半量になるまで煮詰める

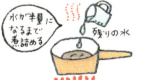

③ 煮詰めてから
塩をほんの少し加え
カップに注ぐ

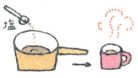

〈くず湯〉

山野に自生するくずの根からとったくず粉で作る、体を温めてくれる飲み物。
食欲がなくて熱のある時や、腸の弱い人に。

- 本くず粉 … 大1
- 水 … 1C
- 塩 … 少々

本くず粉は
少量の水で
約20つけておくと
溶けやすいです

約20分！

① 水とくず粉を
鍋に入れる

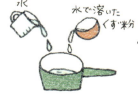

② 塩を加え
よく混ぜる

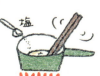

③ 色が透明になってきたら
カップに注ぎ
アッアツを飲む

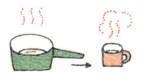

四季を感じながら暮らす
私のマクロビオティック的な日々のこと ⑩

色づく秋

　アトリエを建てる時、記念樹にキンモクセイの木を植えました。家が完成し引越しをしたのが秋だったので、毎年、色づく秋になると、小さな黄色い花をたくさん咲かせ、アトリエの入り口はほんのり甘い香りに包まれます。
　日本は四季がはっきりしていて、季節ごとに美しく景色も変わるので、味わいも、楽しみも4倍です。
　歳を重ねるにつれ、日本に生まれて、暮らせて、本当に幸せだなぁ……って、つくづく思うようになりました。
　さて、十五夜（中秋の名月）に続き、旧暦9月13日の夜は十三夜（晩秋の名月）です。別名「栗名月」とも呼ばれていますよね。晩秋の澄みわたる夜空の月。十五夜のお月見同様、十三夜のお月見も毎年楽しみにしている私です。

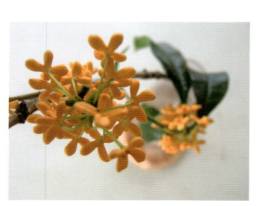

アトリエに咲いたキンモクセイ。
甘くほのかな香りに包まれます。

ちょこっと手づくりブレイク ⑩

消しゴムスタンプ

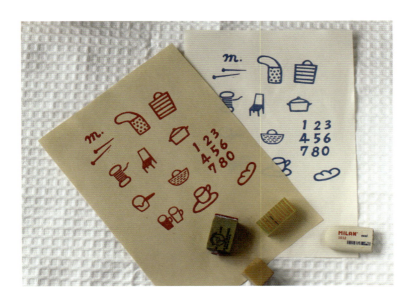

　私の友達の Ringo さんは、趣味で消しゴムスタンプをたくさん作っています。手先が器用な彼女の手で彫られたスタンプは、その技術もさることながら、彼女独特の視点でデフォルメされていて、見ているだけで楽しくなっちゃう！

　プレゼントのパッケージ袋に、メッセージカードの端っこに、トレードマークみたいにポン！　と押してあるのを見ると、それだけで十分気持ちが伝わってくるのです。どんなモチーフでも、みんな彼女らしい表情に仕上がっていて、そんなところもすごくいい。

　私も時々、超簡単な消しゴムスタンプを作っては楽しんでいますが、私の仕上がりも、なぜかやっぱり「ミヨちゃんらしい表情をしているね」と言われます。面白いもんですね。

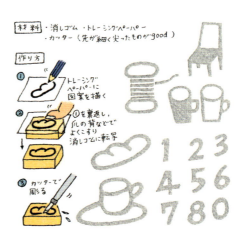

4

ホームメイド に チョウセン！

昔の人にとってはごく当たり前で、日常的なことだったんでしょうけど、
「自家製」っていう言葉には、なんだか温かい響きがあります。
同じレシピで作っても、やっぱり作った人の味が出るような気がします。

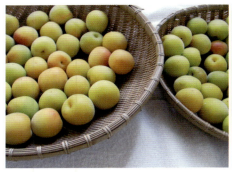
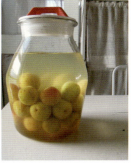

自家製の代表選手とも言える梅酒。効果は、疲労回復、食欲増進、整腸作用、静菌作用など。
市販されているものとは、またちょっと違う、ほんのり甘酸っぱい味と香りを楽しんでいます。

〈梅酒の作り方〉

材料

- 梅酒用の青梅 …… 1kg
 （できるだけ無農薬の梅で）
- 焼酎（35°）…… 1.8ℓ
 （玄米焼酎がおすすめ）
- 酵素（★）…… 1ℓ前後（お好みで加減）
 （砂糖（洗双糖など）でもOK。その場合は 500g～800g）

容器

ガラスビンなど

熱湯消毒してよく乾かす

★ 酵素は液状で通常は飲料として使います。料理用酵素もあり、私はどちらも甘味を利用して砂糖の替わりに使用しています。

作り方

① ヘタの中のゴミなどを竹串できれいに取る

② 梅をさっと洗いふきんで1粒ずつていねいに水分をふきとる

③ エキスが出やすいよう竹串でプツップツッ穴をあけ静かに容器に入れる

④ 酵素（砂糖）を入れたあと焼酎を注ぐ
 1. 酵素
 2. 焼酎

⑤ キッチリふたをして冷暗所へ
3ヵ月くらいねかせる

ときどき揺すって全体をよくなじませます

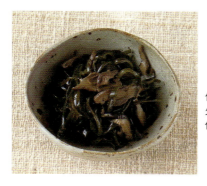

佃煮は時間がかかって面倒なイメージがありますが、火にかければあとは放っておくだけなので、意外と簡単。何かと重宝する一品なのです。

だしをとった後の〈こんぶとしいたけの佃煮の作り方〉

[材料]
- こんぶ…適量（細切り）
- しいたけ…適量（細切り）
- 水…こんぶがかぶるくらいの量
- しょうゆ…水1㍑につき 大1.5の割合

[作り方]

① 鍋にしょうゆを入れ煮たて、こんぶとしいたけを入れて、しょうゆをからめる

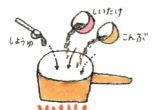

② ①をよくからめ鍋肌が乾いてくるまで"煮切る"

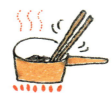

③ ②にかぶるくらいの水を入れ、差し水をくり返しながら、こんぶが柔かくなるまで煮る

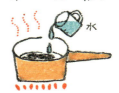

わたしは、これだけでもごはんのおかずになっちゃう！

甘酒

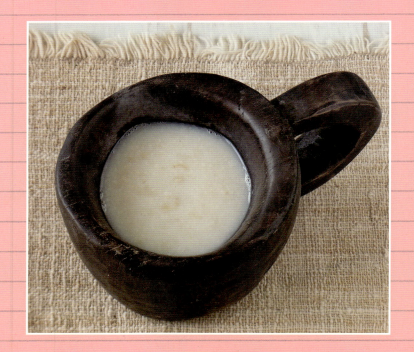

「飲む点滴」と呼ばれるほど栄養豊富な甘酒。
甘味料としても、いろいろな料理に使えます。
米を玄米にすると、コクも出て栄養もあります。

〈甘酒の作り方〉

材料
- 玄米こうじ（乾燥）⋯1c
- 湯 ⋯ 1/3 c
- 炊いた玄米 ⋯ 2c
- 水 ⋯ 1/2 c
- 自然塩 ⋯ 少々
- ふきん ⋯ 1枚

作り方

① 玄米こうじに湯を加えて、手で軽くもみほぐす

こうじのアミラーゼがお米のデンプンを糖化させます

② 鍋に、炊いた玄米と水を入れ、数分煮て玄米がゆを作り、70℃くらいに冷めたところで①のこうじを2〜3回に分けて混ぜ入れる
それをボウルなどに移す

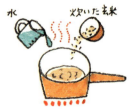

2〜3回に分けて混ぜ入れまんべんなく混ぜる

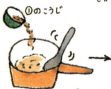

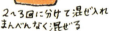

混ぜ終わったときの温度は55℃くらいが適温

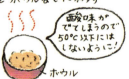

酸味がでてしまうので50℃以下にはしないように！

③ 炊飯ジャーを『保温』にして、ジャーの内釜の底に水を張り、薄い皿を一枚敷いた上に内鍋を置き、この中に②を入れる

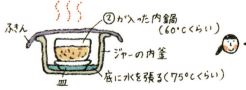

ふきん / ②が入った内鍋（60℃くらい）/ ジャーの内釜 / 底に水を張る（75℃くらい）

内鍋のよこにふきんをかぶせ、ジャーのふたをあけるか、密封しないよう、箸などをはさんで、すき間をあけておきます

④ 3〜4時間後に上下にかき混ぜ、更に5〜6時間おき、発酵させてできあがり！（最後にかくし味でちょっと塩を入れてもOK）

60℃前後の状態を保って保温します。こうじは70℃以上の温度になると菌が働かなくなり、50℃以下では発酵が進みません

⑤ できあがったら沸騰させて糖化を止め、冷ましてからビンに入れて保存
一週間以内に飲みきります

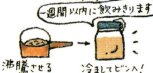

沸騰させる　冷ましてビンへ！

四季を感じながら暮らす
私のマクロビオティック的な日々のこと ⓫

落ち葉拾い

　私の家の前には、大きなコブシの木があります。毎年、春になると真っ白な花を咲かせ、夏にはたっぷりの葉が生い茂り、深まる秋の頃になり落葉し始めると、たちまち地面は枯葉のじゅうたんになります。掃いても掃いても追いつかず、それでも一生懸命、掃き集めるのが日課になっています。竹ぼうきで豪快にシャッ！　シャッ！

　近くの井の頭公園や、いつもの散歩道で、落ち葉や木の実を拾っては家に持ち帰り、落ち葉は押し葉にして、木の実はそのまま小さな箱の中にしまっています。

　秋の香りが詰まっている箱。私のオブジェの中には押し葉や木の実を材料にした作品がたくさんありますが、いつか使ってあげたい材料が箱の中にまだまだたくさんあります。

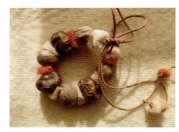

拾った木の実と、原毛フエルトで作ったブレスレット。

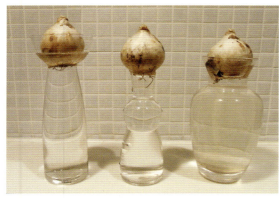

落ち葉拾いをする頃、ヒヤシンスの水栽培を始めます。

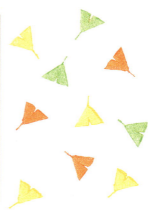

ちょこっと手づくりブレイク 11

しましまの アームカバー

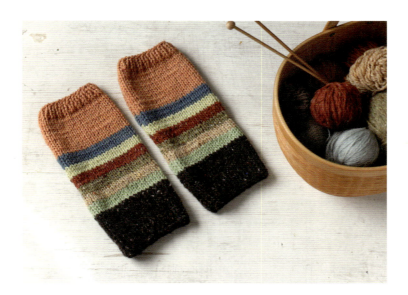

自転車でちょっと入ったところにある小さな毛糸屋さん。一つ一つ丁寧に草木染めされて出来上がった毛糸たちは、どれも自然のいい色に染まっていて、素朴な表情をしています。必要な分だけ量り売りしてくれるので、お気に入りの色を見つけては、つい1個だけ買ったり、なんてことも少なくありません。

中途半端に余ってしまった毛糸たちをつなげて編んでいったら、カラフルで楽しい、だけどどこかなつかしい、しましま模様になりました。直線編みでザクザク編んだアームカバー。サイズを変えればレッグウォーマーにも応用できそうですね。

一気に完成させなくても、気が向いた時に針を通して「気がついたら出来上がっちゃった！」そんな気分で編むのがいいかなって思います。

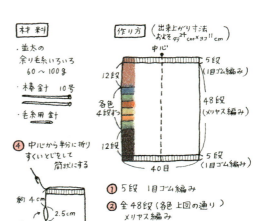

材料
- 並太の余り毛糸いろいろ 60〜100g
- 棒針 10号
- 毛糸用針

作り方（出来上がり寸法 およそタテ24cm×ヨコ11cm）
- 5段（1目ゴム編み）
- 12段
- 各色 4段ずつ
- 48段（メリヤス編み）
- 12段
- 5段（1目ゴム編み）
- 40目 中心

④ 中心から半分に折りすくいとじをして筒にする
約4cm / 2.5cm
親指を通す穴はとじない

① 5段 1目ゴム編み
② 全48段（各色 上図の通り）メリヤス編み
③ 5段 1目ゴム編み

5
ハンドメイド ノ デイリーケア

毎日使うケア用品などは、安心で安全なものを使いたいなと思います。
季節を問わず、一年中お世話になっているみつろうリップを始め、
簡単に作れるアルコールスプレーなど、
是非お勧めしたいものばかりです。

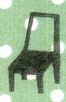

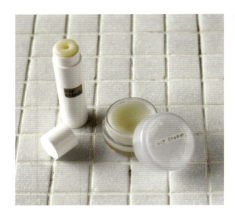

〈 みつろう しっとり リップ 〉

・オリーブオイル … 10ml
・みつろう … 2〜4g
・お好みでエッセンシャルオイル
　　… 数滴

・湯せん用の鍋
・湯せん用の耐熱容器
・かき混ぜる棒

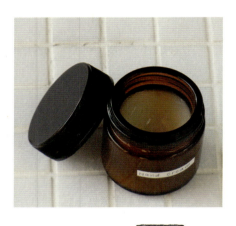

さらに保温力UP!
〈 みつろう ハンドクリーム 〉

リップとしても使えます!

・オリーブオイル … 15ml
・ココナッツオイル … 5ml
・みつろう … 3g
・お好みでエッセンシャルオイル
　　… 数滴
・湯せん用の鍋
・湯せん用の耐熱容器
・かきまぜる棒

作り方
(リップと ハンドクリーム 共通)

① 耐熱容器に材料を入れ湯せんする

みつろう　オイル

② よくかき混ぜクリーム容器などに流し入れる

グルグル

エッセンシャルオイルを入れたい時はこの時に!

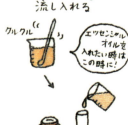

オイルとみつろうが完全に混ざったら、鍋からおろす

〈蚊よけキャンドル〉

蚊除けの役目も果たしてくれるのはもちろんですが、キャンドルの火の、揺ら揺ら灯る感じが好きです。

- みつろう……50g
- パラフィンワックス……200g （ペレット状のタイプが便利です）
- 精油
  - シトロネラ精油……20滴
  - ペパーミント……5滴
  - ラベンダー……5滴
- 空ビン
- ろうそくの芯
- 割り箸

① 湯せんで溶かす

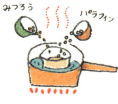

② ①に精油をゆっくりたらしてかき混ぜる

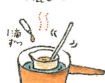

③ ビン容器の中央にろうそくの芯を固定し②を流し込む

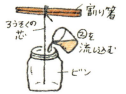

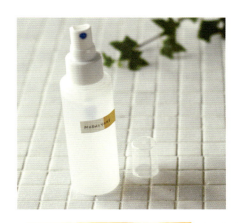

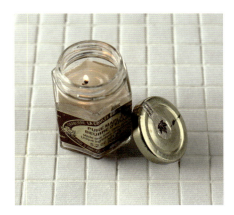

〈蚊よけスプレー〉

出かけるときも携帯して、手軽にシュッ！マメに作って2週間くらいで使い切るように。

- 60mlのスプレーボトル……1本
- 無水エタノール……5ml
- 精製水……50ml
- 精油（ローズウッド、ペパーミント、レモングラス など）ミックスで10〜15滴

① 60mlのスプレーボトルに無水エタノールを入れ、そこに精油を1滴ずつ入れてよく混ぜる

（精製水を加える前によく振るのを忘れずに！）

② 精製水を加えてできあがり！

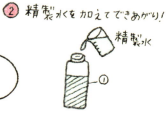

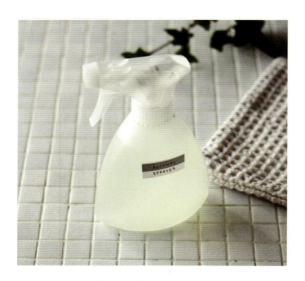

除菌・消臭に
〈 アルコールスプレー 〉

こんなに簡単に作れて活躍の場も多い、アルコールスプレー。
家中のいろんなところに、除菌消臭に大いに活用してください。

- 200mlのスプレーボトル……1本
- エタノール……50ml
- 精製水……130ml

レモンやオレンジなどの精油を
10滴ほど加えて、香りつきにしてもOK！
その場合は、エタノールに1滴ずつ入れて
精製水を加える前に、よくかき混ぜるのを忘れずに！

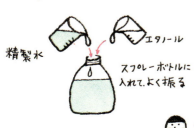

部屋の中はもちろん
台所、まな板
車内、トイレ、洗面所
お風呂、玄関、
クツ、水回り、
排水溝などなど、
使い道はたくさん！

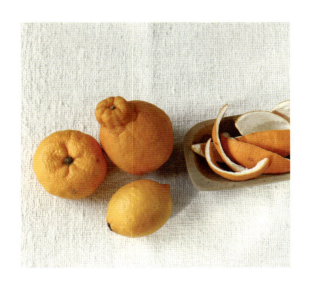

〈みかんの入浴剤〉

みかんの皮には、安眠を促してくれる作用もあるのだそうです。
ゆっくり浸かって体をほぐしてあげてください。

- みかんの皮（無農薬のもの）……5個分
- 自然海塩……1/4c
- 布袋（ハンカチで包み、ヒモで結んでも）

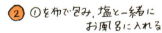
みかんの他にゆず、レモンなどでもOK！

|効果| ・乾燥肌 ・冷え性 ・肩こり ・冷えによる便秘など

① みかんの皮を一週間〜10日くらい乾燥させる

② ①を布で包み、塩と一緒にお風呂に入れる

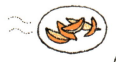

体を温める力がある粗塩と一緒にお風呂に入れて体がポカポカ！

四季を感じながら暮らす
私のマクロビオティック的な日々のこと ⑫

雪が好き

　私は雪国で育ったせいか、雪が降らない冬はなんだか物足りなくて、真っ白い雪が恋しくなります。故郷を離れ、東京で暮らすようになってからの方が長いのに、冬を迎えるたび、いつもそんな風に感じるのです。もともとは寒がりなので、ただ寒いだけの冬なんてダイキライです（笑）。

　最近は、冬に車で帰省することも多く、東京から約300キロの道のり、雪山を越え、長いトンネルを抜けて、まさしく白銀の世界を満喫して帰っているのですが、なぜか雪景色の中でなら、極寒でもガマンできるから不思議です。

　でも実際、東京で暮らしているのだから、東京の冬も満喫しなくっちゃ、とも思います。たまに降る雪はいつもあっけなく解けてしまうけれど、ささやかな喜びでもあります。

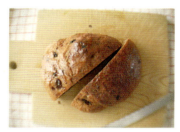

昨年は、ドイツのクリスマス菓子、
シュトーレン作りに挑戦！
マクロビオティックのシュトーレン、
結構おいしく焼けました。

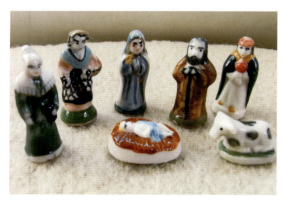

パリの蚤の市で見つけた、小さなクリスマスの置物。
手のひらの中に、全部がすっぽり収まってしまうほどの
大きさ（小ささ）です。ツヤのある磁器の質感、手描きの着色、
顔の表情がなんとも微笑ましいのです。

ちょこっと手づくりブレイク ⑫

手ぬぐいで作る浴剤入れ

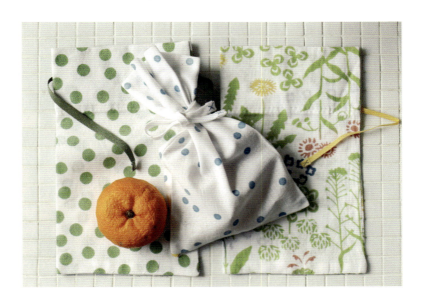

　私のリラックスタイムの一つでもある、お風呂の時間。浴槽の中には竹炭を入れて入浴するのが定番です。竹炭は水を浄化する作用があるので、とってもまろやかなお湯になるのです。だから肌にも優しい。しかもお天気のいい日に天日干しすれば、何度でも繰り返し使えるので、経済的なところも魅力です。

　手縫いで手軽に作る浴剤用の布袋。身近にあるものを使って……と思ったら、やっぱり手ぬぐいになりました。

　竹炭だけに限らず、「ゆず」や「干葉」など、季節に合わせていろんな入浴剤を入れても使えます。幾つか柄違いで作り、その日の気分に合わせて使えば、体も心も芯までポカポカしてきそう。入浴タイムが、もっと楽しくなりそうですね。

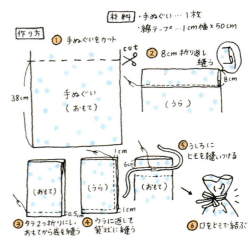

食材リスト　(価格はすべて税込8%　2016年6月現在)

みそ (豆みそ・麦みそ・米みそ)

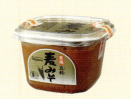

農薬不使用栽培の国内産小麦・丸大豆、自然塩を使用し、天然醸造製法で長期熟成したみそを選びましょう。
「有機立科豆みそ」750g \1,080円　「有機立科麦みそ」750g \1,144円　「有機立科米みそ」750g \1,188円

しょうゆ

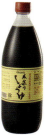

農薬不使用栽培の国内産小麦・丸大豆、自然塩を使用し、天然醸造製法で長期熟成したしょうゆを選びましょう。
「本造りしょうゆ」1ℓ \1,209円

塩

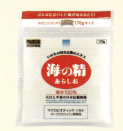

海水だけを使用した自然海塩を選びましょう。
「海の精　あらしお (赤)」170g \464円

ごま油・なたね油

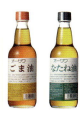

玉締め法、圧搾法で抽出されたものを選びましょう。薬品抽出・精製処理をした油とは味、香りともに違います。
「オーサワごま油」330g \1,047円
「オーサワなたね油」330g \556円

たくあん

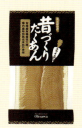

天日干し大根を使用し、砂糖や化学調味料不使用の昔ながらのものを。
「オーサワの昔づくりたくあん (スライス)」80g \345円

梅干し

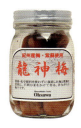

農薬不使用梅を使い、塩だけで漬け込んだ昔ながらのものを。
「龍神梅」300g \1,188円

ごま (黒・白)

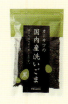

国内産100%のものを選ぶようにしましょう。
「オーサワの国内産　洗いごま (黒)」100g \658円　「オーサワの国内産　洗いごま (白)」100g \658円

三年番茶

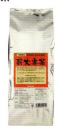

国内産無農薬栽培で、三年以上生育したお茶の葉と茎を使用した常用茶です。
「川上さんの三年番茶 薪火寒茶」550g \3,189円

薪火番茶

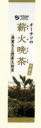

奈良産農薬・肥料不使用茶葉100%。じっくりと薪火焙煎した香ばしい味わいです。
「オーサワの薪火晩茶 (冬摘み)」120g \777円

有機玄米（コシヒカリ）

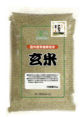

皮ごと食べる玄米だからこそ農薬不使用栽培にこだわります。有機JAS認定品、特別栽培など表示されたものを選びましょう。
「有機玄米（新潟産コシヒカリ）」5kg \4,860円

利尻昆布

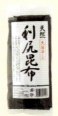

だし用として「利尻昆布」「真昆布」「羅臼昆布」などがあり、味や食感などそれぞれ違うので、よく乾燥していて、肉厚で、香りの良いものを。
「利尻昆布」100g \1,890円

干し椎茸

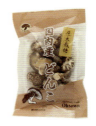

国内産の原木栽培を選びましょう。使用前に天日に数十分干すとビタミンDが増えます。
「国内産乾しいたけ（どんこ）」50g \799円

ひじき

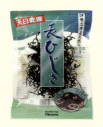

天然ひじきを天日乾燥したものを選びましょう。煮物などに使います。
「長ひじき（伊勢志摩産）」30g \421円

わかめ

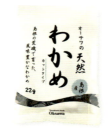

天然わかめがおすすめ。風味がよく濃厚な味わいです。
「オーサワの天然わかめ（島根産）」22g \496円

ふのり

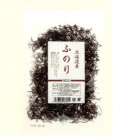

天然ふのりがおすすめ。磯の香りも豊かです。
汁物の具、酢の物、サラダなどに。
「北海道産 ふのり」20g \471円

切り干し大根

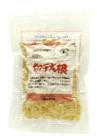

有機大根を使用し天日乾燥させたものを。煮物やサラダなどに。
「有機切干大根（乾燥）」100g \373円

高野豆腐

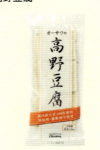

国内産大豆100%使用、発泡剤・膨張剤不使用を選ぶようにしましょう。
「オーサワの高野豆腐（6枚）」50g \432円

板麩・車麩

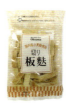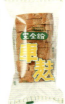

国内産の小麦粉と小麦グルテンを練って、焼き上げたものです。煮物、鍋物など幅広く利用できる良質な植物性たんぱく質です。
「切り板麩」40g \262円「車麩」12枚／\432円

本葛粉

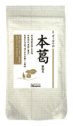

伝統的な「寒晒し」製法にて作られた良質な葛粉です。他のでんぷんが入らない、100％本葛を使用したものを選びましょう。
「オーサワの本葛（微粉末）」100g ¥540円

たんぽぽコーヒー

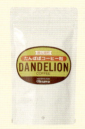

たんぽぽの根を刻んで焙煎したもので、独特の風味とコクがあるノンカフェイン飲料です。
「たんぽぽコーヒー（粒）」100g ¥1,512円

甘酒

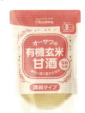

国内産無農薬栽培の玄米を麹で発酵して作っているものを選びましょう。温めて飲むほか、甘味料としても利用します。
「オーサワの有機玄米甘酒（なめらか）」200g ¥367円

里芋粉

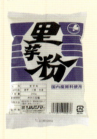

国内産里芋100％の粉末です。里芋の端境期や緊急用に里芋パスタ（手当て法）として用います。
「里芋粉」200g ¥734円

コーレン

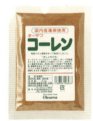

れんこん100％の粉末です。れんこんの端境期や緊急用に常備しておくと便利です。
「オーサワコーレン」50g ¥820円

ヤンノー

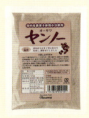

国内産あずき100％の粉末です。パンやクッキーの生地に混ぜたり、即席小豆あんとして使うほか、手当て法にも用います。
「オーサワヤンノー」100g ¥550円

マスタークック

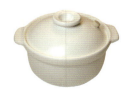

遠赤外線効果で美味しく調理。玄米をふっくら炊き上げる肉厚鍋です。木栓付きなので玄米がよりふっくらと炊けます。
「マスタークック 3合深鍋」1.8ℓ ¥6,264円

ガスマット

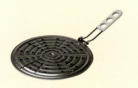

コンロの上に置くだけで、ガス火力を緩和します。吹きこぼれや焦げ付きも防いでくれます。（※温度センサー付きコンロでは使用できません）
「マスタークッククッキングガスマット」¥1,296円

カムカム鍋

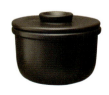

玄米が失敗しないで炊ける圧力鍋専用の陶器製内鍋です。陶器の遠赤外線効果でふっくらと炊けます。
「カムカム鍋Ⅱ 2400型」2合炊 ¥5,184円

画像提供：「オーサワジャパン株式会社」

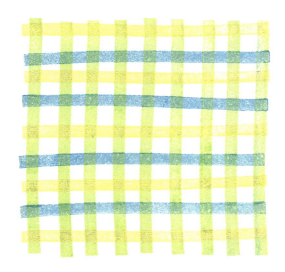

［お店情報］
★直営店　リマ池尻大橋店　東京都目黒区東山三丁目1番6号　TEL 03-6701-3277
　　　　　リマ新宿店　東京都渋谷区代々木2-23-1　TEL 03-6304-2005
★オーサワジャパンの商品は、電話、ファックス、インターネットからも購入できます。
　　　　　TEL：0120-328-515　FAX：0120-328-505　リマネットショップ：lima-netshop.jp

［リマ・クッキングスクール］
マクロビオティックの料理を伝えて51年。リマ・クッキングスクールは、マクロビオティックの創始者である桜沢如一先生の夫人、桜沢里真先生が1965年に設立した、日本初の「マクロビオティック料理教室」です。マクロビオティックの基本的な考え方や陰陽に基づく調理法などを実習します。
（年3回開講　初級・中級・上級・師範クラス）
http:lima-cooking.com

［参考文献一覧］
- 『リマ・クッキングスクール教本「初級・中級 編」』　日本CI協会
- 『マクロビオティック　ガイドブック』　日本CI協会
- 『マクロビオティック食材物語』　日本CI協会 監修　アイシーエム 編集　キラジェンヌ（株）
- 『身近な食物による手当て法』　正食協会 編集　正食出版
- 『牛乳はモー毒？』　真弓定夫 監修　美健ガイド社
- 『白砂糖は魔薬！？』　真弓定夫 監修　美健ガイド社
- 『病気にならない生き方』　新谷弘実 著　サンマーク出版
- 『毎日のマクロビオティック　レシピ140』　尾形妃樺怜 著　河出書房新社
- 『おいしく食べてきれいになる　素食レシピ120』　マガジンハウス
- 『からだの自然治癒力をひきだす食事と手当て』　大森一慧 著　ソレイユ出版

めぐろ　みよ

イラストレーター。
テキスタイルデザイナーを経て、セツ・モードセミナーを卒業。
雑誌、広告のイラストのほか、エッセイ、オブジェなども手掛ける。
リマ・クッキングスクール師範科、インストラクター養成講座修了。
リマ・クッキングスクール認定・インストラクター。
日本CI協会認定・マクロビオティックヨガインストラクター。
リマ・クッキングスクールにて、
マクロビオティック・スタートセミナー講師を務める。
著書に『もののなまえずかん』(学研)、『手作りスケッチ』(ほるぷ出版)
『みつける・集める・つくる』(集英社be文庫)などがある。

わたしのマクロビオティックな暮らし

2016年8月1日　第1刷発行

著　者	めぐろ　みよ	
発行者	佐藤　靖	
	大和書房　東京都文京区関口1-33-4	
	電話 03-3203-4511	
ブックデザイン	湯浅レイ子	
写　真	著者	
印　刷	歩プロセス	
製　本	ナショナル製本	

©2016　Miyo Meguro, Printed in Japan　ISBN978-4-479-92102-8
乱丁・落丁本はお取替えします
http://www.daiwashobo.co.jp